精神心理障碍价值取向短程治疗指南

王长虹　编著

中華醫學電子音像出版社
CHINESE MEDICAL MULTIMEDIA PRESS
北　京

图书在版编目（CIP）数据

精神心理障碍价值取向短程治疗指南 / 王长虹编著. — 北京：中华医学电子音像出版社，2023.12

ISBN 978-7-83005-429-8

Ⅰ. ①精…　Ⅱ. ①王…　Ⅲ. ①精神障碍－诊疗－指南　Ⅳ. ①R749-62

中国国家版本馆CIP数据核字（2023）第245735号

精神心理障碍价值取向短程治疗指南

JINGSHEN XINLI ZHANG'AI JIAZHI QUXIANG DUANCHENG ZHILIAO ZHINAN

编　　著：王长虹
策划编辑：裴　燕
责任编辑：张　宇
责任印刷：李振坤
出版发行：中华医学电子音像出版社
通信地址：北京市西城区东河沿街69号中华医学会610室
邮　　编：100052
E-Mail：cma-cmc@cma.org.cn
购书热线：010-51322635
经　　销：新华书店
印　　刷：廊坊市佳艺印务有限公司
开　　本：880mm × 1230mm　1/32
印　　张：5.375
字　　数：105千字
版　　次：2023年12月第1版　2023年12月第1次印刷
定　　价：35.00元

购买本社图书，凡有缺、倒、脱页者，本社负责调换

内容提要

价值取向短程治疗是一种综合、全面、平衡的心理治疗方法，适用于焦虑障碍、抑郁障碍及其他精神心理障碍的治疗。本书系统阐述了价值取向短程治疗的新方法及操作程序，包括价值取向短程治疗导论、价值取向短程治疗的治疗模块、价值取向短程治疗疗效评估及应用，以及其与其他心理治疗技术的区别几部分内容，并在附录中列举了常用心理测评量表。本书具有较强的科学性、实用性和指导性，适用于从事心理咨询、心理治疗、精神卫生临床、心理学工作者，医学生及综合医院临床各科等医务人员学习使用。

序

随着社会的发展，人类所面临的外部环境也在不断变化，重大突发公共卫生事件频发，如2002年严重急性呼吸综合征（severe acute respiratory syndrome，SARS）疫情、2009年甲型H1N1流感疫情、2014年西非埃博拉疫情、2016年寨卡病毒感染疫情、2018年刚果（金）埃博拉疫情等。而2020年初新型冠状病毒感染疫情更是在短期内席卷而来，给人们的生命安全及身体健康造成了严重影响，对人们的精神、心理也产生了深远影响。广大人民群众面对传染源未知、不可预期、严重威胁生命、无特效治疗药物的新型冠状病毒感染，感知到极大的风险和压力，极易产生抑郁、焦虑等心理问题。

在急慢性应激后出现认知、情绪及相应行为上的偏常，本来是人之常情。很多经历心理痛苦的人有自我调整、重建平衡，甚至在创伤后获得成长的能力。大多数人的心理异常程度及持续时间达不到临床诊断的严重度，并不是医学意义上的“患者”。但是，人们如果能够获得心理健康方面的帮助，例如，接受专业的心理教育、心理疏导，就能够较快地从不良的心态中解脱出来，避免进入需要被诊断、接受专业心理治疗甚至药物治疗的阶段。

程度较重、持续时间较长，以致影响当事人社会功能的心理偏差，需要精神科医师、心理治疗师等专业人员的诊治。我国近20年来几项大型流行病学研究皆显示，焦虑障碍和心境障碍是患病率分别居第一和第二位的精神障碍，值得我们重点防治。其中，抑郁障碍发病原因复杂，与社会心理应激因素密切相关，临床上以情绪低落、思维迟缓及愉快感缺失为主要表现。患者往往自认为不如别人，自我评价低，逃避社交，生活乐趣下降，甚至产生消极的观念和行为。有的怕给家人和他人带来麻烦，特别关心别人对自己的看法，为了迎合别人而强颜欢笑，之后又不断地自责和否定自己，沉浸在无法自拔的持久的痛苦之中。很多患者伴有焦虑、紧张及烦躁等情绪。此类精神障碍在青少年人群中较为常见，多数病例有反复发作的倾向，如未能早期识别和干预，部分病例可转为慢性化，以至于后续治疗的难度加大。目前常用的治疗方法是药物治疗、心理治疗及物理治疗等。但在不少地方，对患者的治疗过度倚重基于生物学机制的药物治疗、物理治疗，而对心理治疗应用不足。殊不知，如果药物治疗剂量大、使用时间久，不良反应就会相应增多，从而影响患者的生活质量和疾病预后。其实大量的实证研究已经提示，对于有些轻度抑郁的患者，心理治疗的重要性要超过药物治疗，即使是中重度的抑郁障碍，药物治疗、物理治疗也不能单独承担重任，需要与心理治疗联合应用。

本书作者长期在临床工作，20世纪80年代初期参加了中国科学院心理研究所举办的医学心理学系统学习。作者结合中国文化及其在国内外的临床实践与学习经验，经过多年积累撰写了《精神心理障碍价值取向短程治疗指南》，为青少年焦虑障碍、抑郁障碍等相关疾病的治疗提供了新的方法。

近年来的临床应用实践表明，采用该短程心理治疗方法，结合个体治疗与家庭会谈，是一种综合、全面、平衡的心理治疗方法。它主要聚焦于来访者核心认知中的价值取向问题，旨在协助其建立建设性的价值取向，习得恰当的应对方式，取得了较好的临床疗效。

本书系统介绍了价值取向短程治疗的新方法及操作程序。第一章是价值取向短程治疗导论，概括介绍了该方法的概念、治疗目标及治疗步骤；第二章提出了青少年焦虑、抑郁等目标人群的价值取向短程治疗模块，包括接待——增强治疗动机、评估——明确问题、分析溯源——觉察自身价值取向及应对方式、调整核心信念——达到建设性改变、问题呈现及解决——巩固正向思维、家庭会谈——构建家庭支持、总结——回顾分析、预防复发——复诊随访；第三章介绍了价值取向短程治疗与其他心理治疗技术，针对该疗法的治疗特点、疗效评估及应用以及与其他心理治疗的区别展开论述。

本书作者提出了焦虑性抑郁病因学新的理论框架，以及新的短程治疗方案，目标明确、模块清晰、程序简便，值得推荐应用。本书具有较强的科学性和实用性。相信本书的出版，对长期从事精神卫生专业人员、心理学工作者等精神心理专业人员了解价值取向短程治疗方法大有裨益，也有利于更多的焦虑障碍及抑郁障碍患者及其家人早日摆脱病痛的折磨，回归常态化的工作、学习及生活，期望本书的出版能给大家带来收获和希望。

上海同济大学医学院教授、博士生导师　赵旭东

2023年10月于上海

前 言

进入21世纪，随着临床心理学的发展，人们越来越认识到各种心理健康问题对生活质量、人际关系、工作表现、学习成绩及躯体健康等方面的影响。对各类心理问题的及时有效干预是心理卫生工作者面临的主要问题和挑战。首先，长程心理治疗在临床应用中会提供足够的空间和时间，可对存在的问题及其背后潜在的原因进行深入探讨。长程心理治疗常用于解决较为复杂的心理问题，如成长过程中带来的创伤，长期依恋关系带来的不良影响或复杂人际和社会关系等问题。来访者因需要长期跟进治疗，往往存在依从性问题。近年来，由于生活节奏的加快和社会的进步发展，推动了“短程心理咨询运动”的快速发展，许多经典的心理治疗方法都逐渐发展出短程治疗，短程心理治疗已成为临床心理学界的主流发展趋势之一，这使得我们不断思考如何使短程心理治疗在发挥其优势的同时变得更加有效。尽管不同时代、不同流派的治疗师对心理问题的成因分析及解决策略不尽相同，但社会环境及来访者心理问题的复杂多样性决定了治疗师使用单一的流派方法难以解决所有问题，心理治疗的临床实践将逐渐走向整合，这提示当代心理治疗师需要学习并整合多种理论及方法，才能适应变化，进而达到理想的治疗目标。

价值取向短程治疗（value orientation brief therapy，VBT）基于中国文化及认知理论，吸收了部分人本主义流派的思想，结合临床实际，创造性地选择“价值取向”作为心理治疗中的工作焦点，采用短程心理治疗的方式，结合个体（团体）治疗与家庭会谈，是一种综合、全面、平衡的心理治疗方法。它主要聚焦于来访者核心认知中的价值取向问题，旨在协助其建立建设性的价值取向，习得恰当的应对方式。该疗法理念新颖，涉及的测评工具在临床应用普遍，模块简单易理解，单次治疗用时短，便于操作，并且能将个体治疗与家庭会谈相结合，弥补了部分短程心理治疗对来访者家庭环境及成长经历层面的忽视。同时，由于价值取向短程治疗聚焦于价值取向本身，而价值取向作为一种人格倾向，是构成个体核心认知的重要部分，并非单纯在某一种或某些疾病中呈现，这决定了价值取向短程治疗的适用对象不局限于青少年焦虑、抑郁等精神心理问题的患者，也同样包括所有存在以上问题，或期望完善自我、寻求进一步成长的来访者。

本书作为该治疗方法的第一本统一治疗方案指南，主要对价值取向短程治疗的治疗理念及治疗策略做了详细定义及解释，同时也呈现了多个治疗案例以供读者参考。因此，本书不仅是一本关于价值取向短程治疗的理论用书，更是一本操作性及实用性较强的实用手册。

在治疗青少年焦虑、抑郁等心理行为问题的临床实践中，认知、行为及精神分析疗法虽然有一定的疗效，但由于其操作烦琐、疗程长，使来访者依从性差，往往不能坚持治疗而脱落，从而影响来访者的治疗效果，使来访者长期遭受焦虑、抑郁等情绪的困扰。为解决这一问题，笔者将“价值取向”理论引入临床实践，并强化其作为核心认知的重要组成部分，以及问题应对的重要性，结果发现，该疗法不仅对青少年抑郁障碍有效，而且可在短时间内明显减轻焦虑症状。在长期的临床实践中我们也意识到，不仅仅是青少年患者，各个年龄阶段的患者都会呈现出相似的问题，甚至大部分健康人群也会在人生中的某个阶段经历相似的困扰。而这些价值取向问题在个体身上的呈现也由最初的自我认知领域逐渐拓展至人际关系、应对方式等方面。同时，考虑到家庭教育方式对个体早期价值取向形成的重要影响，尤其是儿童青少年个体，如果期望得到较好的疗效，对该因素的干预也是必要的。由此，价值取向短程治疗技术逐渐发展形成——聚焦于个体核心认知中的价值取向问题，采用个体治疗与家庭会谈相结合的形式，通过8个模块的短程治疗，帮助其建立建设性的价值取向模式，习得恰当的应对方式，改变家庭成员间的互动模式，从而缓解其临床症状。

当提出价值取向短程治疗方法时，笔者在思考精神卫生及心理学工作者等专业人士会如何反应。笔者的观点是，精神卫生相关专业人员能够使用价值取向短程治疗使短程心理治疗技术更具价值，而耗时只有45～50 min或更短，在突发应急事件之下也可通过虚拟现实技术（virtual reality technology，VR）为来访者提供线上服务。2019年以来的临床应用实践表明，精神卫生专业人员及心理卫生工作者等很欢迎以价值取向理念，根据个体化原则将价值取向短程治疗技术应用于治疗青少年焦虑、抑郁等问题。当笔者准备出版本书时，来自同行的支持和鼓励是我们非常重要的动力源泉。

一种新的心理治疗方法或技术不仅需要长期临床实践的积淀，也需要系统的临床研究获得循证证据的支持，才能逐渐成熟、发展和广泛应用于临床。作为一种新的心理治疗技术，价值取向短程治疗还有极大的进步空间，更需要接受临床实践的考验。真诚期望本书能对读者的个人成长及专业成长有些许帮助，更期望有识者能够不吝赐教，与我们分享经验及对本书进行批评指正。

最后，在本书的撰写过程中，中华医学会行为医学分会高昶秘书长给予细致指导，在此表示感谢。向中华医学电子音像出版社的编辑人员及我们课题组付怡芳、和曼玉与李晏为本书出版给予的帮助深表谢意，同时感谢国家心理健康和精神卫生防治中心社区康复指导部李传旭老师的支持和鼓励，作为“点亮心灯”系列丛书之一，期待该指南的出版为提升心理健康和精神卫生从业者的工作能力提供帮助，助力公众心理健康素养及“健康中国”战略。同时感谢河南省重点研发专项（项目编号：221111311000）、精神心理疾病防治河南省协同创新中心及中原英才计划（育才系列）项目的资助，使本书能如期出版。

王长虹

2023年9月

目 录

第一章

价值取向短程治疗导论

一、价值取向的概念

价值取向短程治疗（value orientation brief therapy，VBT）选择个体认知中的价值取向（value orientation）作为心理治疗的工作焦点。那么，究竟什么是价值取向？在价值取向短程治疗中，价值取向的内涵又是什么？

事实上，价值取向一词由来已久，是价值哲学的重要范畴，它的内涵与外延都极为丰富，既可以作为一种社会文化倾向，又可以作为一种人格倾向予以研究，在明朝王守仁的《阳明心学》等著作中就有启蒙阶段的论述。国内外学者[1-3]基于自身领域对其做出过丰富的探讨，并由此诞生了多种定义与分类方式。

佛萝伦丝·克拉克洪（Florence Kluckhohn）与弗雷德·斯多特贝克（Fred Strodtbeck）在《价值取向的变奏》

一书中对价值取向提出这样的定义：复杂但确定的模式化原则，与解决普通的人类问题相联系，对人类行为和思想起着指示与导向作用。他们的价值取向理论基于以下3个基本的假设：①任何时代的任何民族都必须为某些人类的共同问题提出解决方法；②这些问题的解决方法不是无限的或任意的，而是在一系列的选择或价值取向中的变化；③每种价值取向都存在于所有社会和个体中，但每个社会和个体对价值取向的偏好不同。基于此，他们概括出5种宏观的价值取向模式，各包含3种类型：①人性取向（善的、恶的、善恶混合可变的）；②人与自然的关系取向（人服从自然、人与自然和谐相处、人统治自然）；③人类生命的时间取向（以过去为中心、以现在为中心、以未来为中心）；④人类活动取向（强调存在、强调顺其自然、强调行为）；⑤人际关系取向（独处、合作、个人主义）。

心理学家米尔顿·洛克奇（Milton Rokeach）则从另一个角度把价值取向分为两大类：终极价值和工具价值。终极价值指的是反映人们有关最终想要达到目标的信念，工具价值则反映人们对实现既定目标手段的看法。

20世纪70年代起，心理学家们对价值取向的不同维度进行了一系列的研究，其中最受瞩目的当属对人际关系取向这一维度中“个人主义和集体主义价值取向”的研究[4, 5]。这些研究不仅对不同的价值取向进行了深入的探讨及实验性的论证，更是证明了价值取向在人格结构中的重要作用，以及对人们行为模式的深刻影响。

在前人研究的基础之上[6-9]，我们可以将价值取向总结如下：价值取向是指一定主体基于自己的价值观，在面对或处理各种矛盾、冲突、关系时所持的基本价值立场、价值态度及所表现出来的行为倾向。当某些价值取向为个体所认同并内化为人格结构中的核心部分，就具有评价事物、唤起态度、指引和调节行为的功能，从而具有了实践品格。它的突出作用是决定、支配主体的价值选择，是人的价值观念和行为之间的连接桥梁[10, 11]。

价值取向的形成受多方面因素的影响，如个性心理特征、家庭教育观念、社会文化背景、个人经历等，因此，价值取向的个体差异极大，这些差异往往在人格结构中呈现为某种人格倾向，可作为个体认知的重要组成部分，进而影响个体的行为决策。

我们认为有更易于理解的描述可以帮助治疗师及来访者认识价值取向的含义。

你认为什么是对的，什么是错的？什么是有意义的，什么是无意义的？什么是值得的，什么是不值得的？什么是需要接纳的，什么是需要摒弃的？这些判断标准决定了你在面对事物时所持的态度，也决定了你的行为方式。你认知中所倾向于采纳的某种判断标准，就是你的价值取向。

在价值取向短程治疗中，价值取向的分类方式与之前不尽相同，这主要取决于临床实际。价值取向短程治疗的目标人群是被焦虑障碍、抑郁障碍及各类心理行为问题困扰的来访者，以及在生活中被强烈的疲惫感及无价值感裹挟的普通人。我们在对这类人群的长期观察中发现，他们往往与相对健康的人群持有不同的价值取向，我们将这些价值取向总结为两大类，分别是外源性价值取向（周围价值取向）及内源性价值取向（自我价值取向）。价值取向短程治疗的工作将紧紧围绕这两种价值取向模式展开。

二、价值取向对个体的重要意义

通过对价值取向的释义，我们已经基本了解了它的含义。这里来进一步探讨价值取向对个体的重要意义。

诺贝尔经济学奖获得者、心理学家赫伯特·亚历山大·西蒙（Herbert Alexander Simon）[12]认为，决策判断有两种前提，即价值前提和事实前提，价值取向在个体决策过程中的重要性可见一斑。上文中提到，价值取向作为连接人的价值观念与行为的桥梁，可以直接决定一个人呈现出怎样的行为方式与生活态度。在临床中不难发现，价值取向作为个体核心认知的一部分，对人们行为方式的影响远比想象中深远且持久，这一点在诸多常见的精神心理疾病中都有所体现。

近20年来，社会心理学及心理治疗领域都产生了新的变革，从最初把人类看成具有生物需要和本能冲动（驱力理论）的单独个体发展到目前被看成与环境相互依存的生命体[13]。这就越来越多地提示我们，如何处理外界环境（包括社会、家庭、校园、文化、其他个体等）与个体自身的关系将成为未来社会心理学界的重要命题。

在我国哲学体系中，也有一个与之相关联的长久存在的命题，即一个人如何能够做到“安心立命”。与此同时，西方哲学体系也始终在不同历史时期通过不同方式来探求答案。其共同本质是期望在不断变换的外界环境与评价标准中寻找一种身心安定、精神有所寄托的生活状态。这也是价值取向短程治疗的关注焦点。可以说，价值取向短程治疗期望协助来访者探讨的正是这样的问题：个体该如何在适应环境的同时，安顿好自己的内心，从而淡定、坦然地生活。

由这个问题出发，价值取向短程治疗提出了两个核心概念，即外源性价值取向与内源性价值取向。目前认为，两种价值取向在个体认知中的占比，决定了个体与环境的相处方式，进而影响个体的心理状态。

价值取向短程治疗理论认为，焦虑、抑郁状态个体的核心认知中，往往倾向于采取外源性价值取向，即在面对或处理各种矛盾、冲突、关系时，主体所表现出来的基本价值取向以外界环境及评判标准为主要依据，并容易受到周围人的影响。当人们对外界价值条件过分重视，导致自我价值感、自我概念及愿望（自我关注）受到威胁时，就直接表现为焦虑，个体即进入防御机制。

不只患者，生活中被无价值感所困扰的人们也会有类似的感受：与生俱来的自尊与自我意识让其意识到自己本该是值得被爱的，然而现实好像并非如此。他（她）逐渐发觉，似乎只有当个体做到了某些事情时，才会被社会、家庭及周围人等赋予价值和意义。于是个体开始不断追求这种被赋予的价值，然而很多时候来源于外界的肯定、认同、赞扬、鲜花及掌声等并不会轻而易举地获得，最终，这种“西西弗斯”式的追求行为[14]将导致其疲惫不堪，难以为继，使其深深地陷入对自身价值与存在意义的怀疑之中。

现代家庭治疗的奠基人之一维吉尼亚·萨提亚（Virginia Satir）[15]曾做过一段这样的表述：“人们在成长过程中常不断面临外部的期待与比较，这些标准存在于人际、政治，以及家庭的层次中。这些标准与判断很大程度上要求抛弃自己的本质而成为其他的样子。我们不得不使自己符合这些‘权威’的标准，但因此展现出的屈服与顺从会使我们对自我的感知严重扭曲，从而催生出焦虑……当接受了我们的价值来自‘外部自我’这一观点后，我们将试图在长时间内保持顺从，并希望通过自己的顺从来获得别人的接纳……尽管我们从未因此产生绝对的顺从，但我们却因此常忽视并贬低我们自己的感受，并逐渐丧失我们对自身的认同。”这段话很好地描述出了以外源性价值取向为主的人们所面临的困境。

与此相对应的，内源性价值取向是指在面对或处理各种矛盾、冲突、关系时，主体所表现出来的基本价值取向以自我意识与自我体验为主要依据，不易受到外界的影响。

倾向于采取内源性价值取向的个体通常会对自我呈现出相对接纳的姿态，认可自身的独特性，并能通过来自内部的力量和自我确定来定义自己。这类个体通常会表现出高自尊与高自信水平，且他们的自尊与自信尤为坚定。社会心理学家们[16]将他们称为“安全型自尊的人”，即不是因为外在（如成绩、长相、身材、地位、金钱）和其他人的赞美，而是因为自己的内在特质而感觉良好的人，并认为这类人能够维持长期的心身健康状态，获得更多幸福感。

总之，价值取向对个体的影响自认知贯穿至行为，不同的价值取向模式关系着个体自我认识的完善水平，以及对世界的感受与体会，决定了个体的生活态度与生活幸福感，对个体具有重要意义。而对于受焦虑障碍、抑郁障碍及其他精神障碍困扰的患者而言，如何调节外源性价值取向与内源性价值取向在认知中的占比，建立建设性的价值取向模式，并寻求恰当的应对方式，更是亟待解决的问题。

三、价值取向短程治疗可解决的问题

价值取向短程治疗创始人长期致力于青少年焦虑障碍、

抑郁障碍的心理治疗。因此，该治疗技术创立之初的目的在于解决青少年焦虑障碍、抑郁障碍患者在临床上所呈现出的低自尊、低自信及无价值感，以及由此引发的各种心理行为问题，协助其缓解焦虑、抑郁等相关症状。

在长期的临床实践中我们也意识到，不仅是青少年患者，各个年龄阶段的患者都会呈现出相似的问题，甚至大部分健康人群也会在人生中的某个阶段经历相似的困扰。而这些价值取向问题在个体身上的呈现也由最初的自我认知领域逐渐拓展至人际关系、应对方式等方面。同时，考虑到家庭教育方式对个体早期价值取向形成的重要影响（尤其是儿童青少年个体），如果期望得到较好的疗效，对该因素的干预也是必要的。

由此，价值取向短程治疗技术逐渐发展为聚焦于个体核心认知中的价值取向问题，采用个体治疗与家庭会谈相结合的形式，通过8个模块的短程治疗，帮助其建立建设性的价值取向模式，习得恰当的应对方式，改善家庭关系，从而缓解其临床症状。与其他短程治疗一样，价值取向短程治疗也有以下几个特点。

1．清晰、明确的治疗焦点。

2．明确、有限的治疗目标。

3．与患者共同商定治疗时限。

4．治疗师活动水平较高。

5．可做到及时干预。

相较于大部分短程治疗局限于个体，价值取向短程治疗出于对价值取向形成过程中家庭因素所占地位的考虑，增加了家庭会谈这一模块，以期能给来访者带来更全面的协助。

在临床实践中，治疗师应用价值取向短程治疗可以帮助来访者解决以下具体问题：①低自信；②低自尊；③无价值感；④无意义感；⑤人际交往困难；⑥面对外界评价的焦虑；⑦缺乏做出改变的信心；⑧情绪失控；⑨针对回避、退缩的应对方式；⑩过分纠结过去或忧虑未来；⑪家庭关系僵化（父母的忽视或过分控制）等。价值取向短程治疗聚焦于价值取向本身，而价值取向作为一种人格倾向，构成个体核心认知的重要部分，并非单纯在某一种或某些疾病中呈现，具有相当的普适性。这决定了价值取向短程治疗的适用对象不仅局限于精神心理障碍患者，也同样包括所有想要解决以上问题或期望完善自我、寻求进一步发展的来访者。

四、价值取向短程治疗的基本原理与治疗目标

（一）基本原理

上文中提到，个体价值取向的形成过程受多种因素的影响，其中较为突出的有个性心理特征、家庭教育方式、社会文化背景、个人成长经历等，这些因素使得个体价值

取向呈现出复杂多变的特点。

我们从内在自我与外在环境关系的角度将其归纳为两种不同的价值取向模式，即以外源性价值取向为主的模式和以内源性价值取向为主的模式。这两种模式又使得个体衍生出不同的应对方式，最终体现在个体的行为上。在此过程中，不同的情绪行为反应与相关症状表型会一一呈现出来。

价值取向短程治疗的基本原理见图1-1。

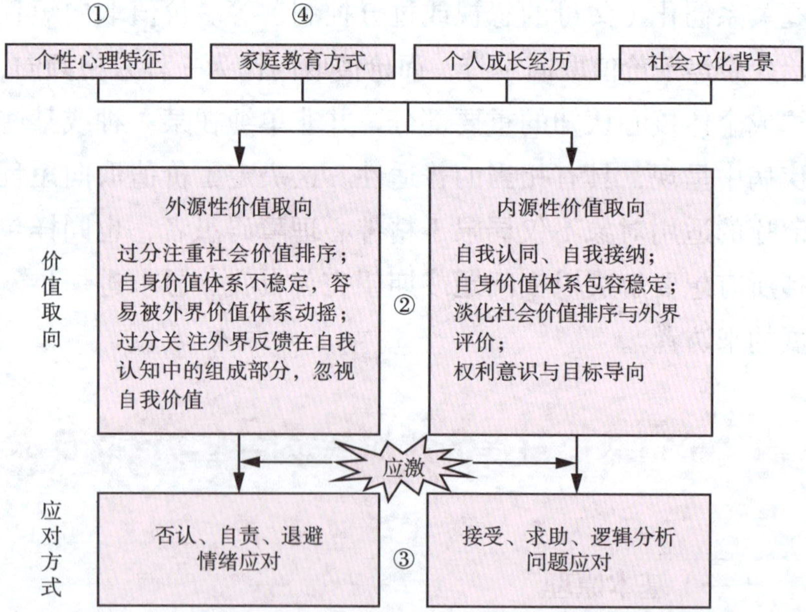

图1-1　价值取向短程治疗的基本原理

注：图中标注的数字即为治疗过程中的主要工作靶点：①针对来访者个性心理特征进行分析，帮助其完善自我认知；②帮助来访者分析自身价值取向特点；③帮助来访者分析自身应对方式习惯；④通过家庭会谈帮助来访者及其家庭成员分析家庭教育方式对来访者价值取向形成的影响。

（二）治疗目标

通过对上述靶点进行工作，价值取向短程治疗期望达成以下几个目标。

1．充分激发来访者的治疗动机，使其意识到改变的可能，鼓励其付诸行动。

2．帮助来访者完善自我认知，逐渐达成自我接纳，从而建立高水平自信。

3．帮助来访者认识到自身失调的价值取向及其影响，帮助其建立更为平衡和有建设性的价值取向模式。

4．帮助来访者认识自身应对方式存在的问题，进而寻求更为恰当的应对方式。

5．帮助来访者及其家庭成员分析家庭教育方式对来访者及各成员价值取向形成的影响，探讨家庭成员关系的问题焦点，协助家庭成员做出改变，进而改善家庭关系。

五、治疗步骤总览

在实际操作中，价值取向短程治疗分为以下8个模块。

（一）模块1：接待

首先，对来访者及其家属的到来表示欢迎，与来访者及其家属建立良好的治疗同盟。通过半结构式访谈了解来访者的整体情况，包括来访者的年龄、性别、学习、工作、生活环境、情绪、行为及相关问题等。在该模块有一个重要目标：通过与来访者探讨改变发生的可能性，进一步增强来访者的治疗动机。

（二）模块2：评估

采用心理测评工具对来访者进行评估，进一步了解来访者的整体情况。

1. 艾森克人格测评　评估来访者的人格结构与特点。

2. 应对方式问卷　评估来访者目前的应对方式与特点。

3. 自我接纳问卷　评估来访者对自我的接纳程度。

4. 90项症状清单　全面评估来访者的整体心理健康状况。

5. 汉密尔顿焦虑量表　评估来访者焦虑症状的严重程度。

6. 汉密尔顿抑郁量表　评估来访者抑郁症状的严重程度。

7. 选择量表　根据来访者的情况选择个性化的心理测评量表。

（三）模块3：分析溯源

1. 了解来访者的个性心理特征　根据前两个模块的访

谈及评估结果，帮助来访者分析自身个性心理特征。该步骤的主要目的为以下几点。

（1）帮助来访者完善自我认知。

（2）使来访者意识到性格气质无好坏之分，各有特点；人无完人，每个个体的性格都有相应的优点，也有不同的缺点和不足。以此鼓励其自我接纳（既接纳自己的优点，也要接纳自己的缺点和不足）、自我认同，促使自我不断成长。

2. 分析自身价值取向特点　帮助来访者认识什么是价值取向，以及价值取向在自身功能失调中扮演的角色，引导来访者发现自身价值取向模式失衡的问题，进而促进来访者思考：什么是更具建设性的价值取向模式，以及如何调整自身价值取向模式。

3. 分析自身应对方式　根据前两个模块的访谈及评估结果，帮助来访者了解应对方式及应对方式对个体的影响。帮助其识别自身应对方式存在的问题，并协助其分析不恰当的应对方式在自身功能失调中发挥的作用。

（四）模块4：调整核心信念

1. 构建平衡且具有建设性的价值取向模式　在这一步骤中，治疗师需要向来访者介绍两种核心的价值取向模式，以及两者可能会对其生活状态带来的不同影响。同时，治疗师需要鼓励来访者调整自身价值取向模式，从过分以外源性价值取向为主的模式逐渐调整至以内源性价值取向为主的模式，并与其探讨：在外界环境不断改变、新的挑战不断到来的情况下，如何维持已构建的价值取向模式，使个体在与环境交互的过程中保持相对稳定，从而逐渐达到内心的淡定与坦然。

这需要治疗师引导来访者从自我接纳开始，逐步建立对自我的认同和信心乃至达到高水平自信，从而获得包容且稳定的自身价值体系，淡化社会价值排序对自身价值体系的影响，进而使来访者构建更加平衡和具有建设性的价值取向。

2. 习得恰当的应对方式　在这一步骤中，我们首先向来访者提出两个重要概念，即热应对及冷应对。治疗师可以通过这两个概念，对不同的应对方式进行创意解读，帮助来访者理解各类应对方式的特点及可能带来的后果，引导其思考自身应对方式的不足，与其一同探讨更为恰当的应对方式。

同时，我们还设计了几种应对具体问题的小概念，需要治疗师针对来访者的实际情况对其进行演示及行为试验等。

（1）通过意识：一个大大的字母标识“PASS”，帮助来访者应对造成自身情绪问题的生活事件。

（2）“万能”的箱子：一个上了锁的小木箱，帮助来访者建立人际关系中的边界意识，学会为自己构建自身心理空间中的“绿洲”。

（3）遥控器与机器狗：一只被遥控器控制的机器狗，帮助来访者解决人际关系中的预期/实际反馈问题。同时，该概念可象征亲子关系中控制型的成长模式，可在后续的家庭会谈模块发挥重要作用。

（4）心理能量：一个沙漏/银行账户，帮助来访者具象化出自己心中的心理能量系统，减少不必要的能量耗竭，形成专注于当下的心理行为习惯。

（五）模块5：问题呈现及解决

这一模块以来访者为主体，治疗师的作用是鼓励来访者将近期发生的具体问题呈现出来，并与来访者一同从价值取向、应对方式的角度探讨解决方法。这一模块的主要目的是结合具体问题强化正向思维，进一步调整和巩固建设性的价值取向模式，引导来访者主动思考与现实和自身情况相适应的应对方式，以提高其应对及解决问题的能力。

（六）模块6：家庭会谈

在开展家庭会谈模块前，治疗师需简单了解来访者的家庭情况，以及最困扰来访者的家庭问题焦点。

一般来说，家庭会谈自第3次个体治疗后开始，作为第3次治疗的一部分。会谈时间设置尽量简短（15～20 min），这要求治疗师应明确每次会谈的讨论焦点，并从最初的接待环节开始保持敏锐的觉察力与较强的掌控力。

家庭会谈应聚焦在家庭教育方式（尤其是与价值取向形成相关的家庭成员间的互动模式）上，其间鼓励每个成员发言，促进家庭内部沟通互动，并根据情况布置需要家庭成员协同完成的家庭作业，旨在加强家庭成员间交流，使爱在家庭中流动。

（七）模块7：总结

在这一模块中，治疗师与来访者需要从不同视角对之前个体治疗及家庭会谈的情况进行阶段性回顾总结，分析治疗过程中曾遭遇的困难及取得的进步。治疗师应给予来访者积极的鼓励及认同，增加来访者继续走出舒适区、减少不良预期、摆脱逃避心理和行为的信心与勇气。

（八）模块8：预防复发

治疗后期，治疗师可假设/模拟情境，与来访者共同探讨未来生活中可能遇到的困难，鼓励其分析自己所能想到的解决方法，并与来访者一同设置未来短期及长期的目标。精神科医师则可根据患者的恢复情况，调整下一步药物及心理治疗方案，进行定期复诊随访，以预防复发。

第二章

价值取向短程治疗的治疗模块

一、模块1：接待——增强治疗动机

价值取向短程治疗与其他心理治疗技术一样，治疗师与来访者之间的关系是整个治疗过程中极为关键的部分。治疗师与来访者建立良好的互动关系，使其感到轻松，并得到关注与尊重，有利于形成良好的治疗同盟。一个良好的治疗同盟需要双方明确治疗中共同努力的内容，并确保来访者能够积极参与治疗过程，且无论是发展顺利还是遭遇阻抗，双方都应努力保持建设性的互动关系与沟通。

谦虚的态度、真诚的欢迎、热情的介绍都能够帮助我们营造出一个轻松的沟通环境，带来很好的互动开端。在随后的治疗环节中，治疗师始终要遵守心理治疗的基本原则，即接受性原则、支持性原则、成长性原则与保密性原则[17]。

作为一种短程心理治疗技术，价值取向短程治疗的治疗师需要就时间设置、语言艺术、保密原则、录音及录像，尤其是疗程设置及治疗形式等问题与来访者及其家庭成员达成共识，必要时签署知情同意书。

随后，治疗师就可以开始半结构式访谈，对来访者的家庭环境、亲子关系、生活经历、教育历程、职业发展、目前的情绪状况、行为习惯、亟待解决的问题等进行初步的了解。

在访谈期间，除了对来访者形成总体印象，还需要评估价值取向短程治疗是否适合该来访者。治疗师可以尝试通过询问以下问题，并根据来访者的反馈来进行评估。

“你似乎对目前自身的状态不是很满意？

在你向我描述这些痛苦经历时，我能够感受到你的懊恼和自责，你如何感觉？

你是否觉得总有他人的期望和源源不断的压力需要背负？

你的大部分对自己所做的结论与判断是由何而来的？有一些标准吗？

你认为自己是一个自信的人吗？

你是否时常感到孤独？

你是否总是需要外界的认同才能获得安慰或体验到成就感？”

通过以上简要问题，治疗师可以初步了解来访者对自身及周围环境的看法，并通过其反应初步了解来访者是否适合价值取向短程治疗。

需要注意的是，尽管大部分来访者都带着强烈的求治意愿来到治疗师面前，但我们常常会发现他们的某些矛盾之处和消极态度：有些时候，他们积极地与治疗师约定治疗时间，不断地抛出自己的问题，展现自己的痛苦，好像对治疗充满期待；有些时候，他们却又发呆、缄默，在治疗师对其做出承诺和鼓励时摇头苦笑，或者干脆只把治疗师当作倾诉的对象，却不愿意根据双方互动沟通的理念做出实质性的改变。这种动机与信心不足的表现很正常，但也需要治疗师在这一模块中尽力解决。如果不针对此问题做工作，它将会在整个治疗过程中延续，从而使治疗时常陷入僵局，进展艰难。

我们首先应与来访者充分共情。

“我明白你的顾虑。毕竟你已经遭受了如此长时间的痛苦，也为治疗做出过努力，但都未能收获效果，在这种情况下出现气馁再正常不过了，我非常理解这种感受，你也完全不必为此感到羞愧。如果我处于你的境遇之下，我可能也会出现类似的反应。”

与此同时，我们要觉察并分析来访者拒绝改变的可能原因：①有些来访者内心深处对改变的后果充满莫名的担忧或恐惧，维持现状意味着安全，改变或许能更好，但也可能会更糟；②大部分来访者在与功能失调抗衡的漫长过程中已经发展出了熟悉的防御方式，即使这种方式是痛苦的，但毕竟是经过反复尝试后被证实是对其有效的方式；③有些来访者则是将所有问题归因于过去的某些经历或事件等，该经历或事件不可逆，因而无法改变。

事实上，我们完全能够对这些拒绝改变的原因提出不同看法：①维持现状带来的安全感是暂时的，真正稳定的安全感来自变化和发展过程中所获得的信心；②非建设性的防御方式尽管令我们熟悉，但痛苦与不舒服本就是身体发出的求救信号；③我们确实无法改变过去的事件，但我们可以改变它们对我们的影响，在谈及过去的事件时，部分体验来自我们自己的创造，体验的主体是我们自己——你可以决定自己如何看待某件事，做自己的主人。

在结合来访者实际情况分析出其动机不足的原因后，治疗师需要向来访者传递一种更为积极的理念，例如下面的理念。

“一个人的样子或许是由他（她）过去经历的所有人和事所塑造成的，由于我们都已经经历过太多，我们的样子也逐渐固化了，从这个角度来看，指望在短短几周的治疗过程中发生改变似乎是不可能的。但实际上，你此时此刻也正在经历新的人和事以及新的体验，不是吗？你正在和即将经历的人与事，同样也在继续塑造你，而这一次，方向把握在你自己手里。”

面对一些消极观念严重的来访者，我们也可以通过置换表达方式来对其遭遇的问题进行积极的解释。

“或许，你并不是真的‘想去死’，而只是‘不想这样活’；也并不是真的在表达‘活不下去了’，而是在说‘我感受不到自己是一个有价值的、拥有爱的人’。这正说明了你的期待与愿望。这次治疗或许就是改变的契机。”

通过这样的理念，治疗师可帮助来访者燃起信心，增加治疗动机。

有些时候，来访者前来寻求治疗，是希望在治疗师的指导下彻底改变自己，脱胎换骨。这很有可能使其急于求成，并在治疗遇到困难或遭受阻碍时灰心丧气。我们在认同其积极动机的同时，也需要在治疗之初就向其说明以下内容。

> “改变并不应过分刻意和急切，而是需要尽可能充分觉察和接纳现状，并相信自身强大的自我调节潜能。同时，整个治疗历程可能需要来访者的坚持不懈与努力付出，有时还需要承受痛苦。”

以上方式会帮助治疗师及来访者双方在治疗之初建立相对稳定的治疗同盟，使治疗有一个更加积极的开端，有助于有效推进后续的治疗进展。

二、模块2：评估——明确问题

在这一模块中，治疗师将根据来访者基本情况选择相关心理测评量表，对来访者的心理状况做出整体的评估，以便更加全面地了解来访者，并明确下一步治疗中需要解决的问题。

（一）艾森克人格问卷

艾森克人格问卷[18]（Eysenck Personality questionnaire，EPQ）是由英国心理学家汉斯·艾森克（Hans J. Eysenck）

编制的一种自评量表，EPQ问卷目前有成人和青少年两种，其具有较高的信度和效度，所测得的结果可同时得到多种实验心理学研究的印证，临床上用以评估来访者人格结构与特征。EPQ问卷包括4个分量表：内外倾向量表（E）、情绪性量表（N）、精神质量表（P）和效度量表（L）。艾森克的人格维度图见图2-1。

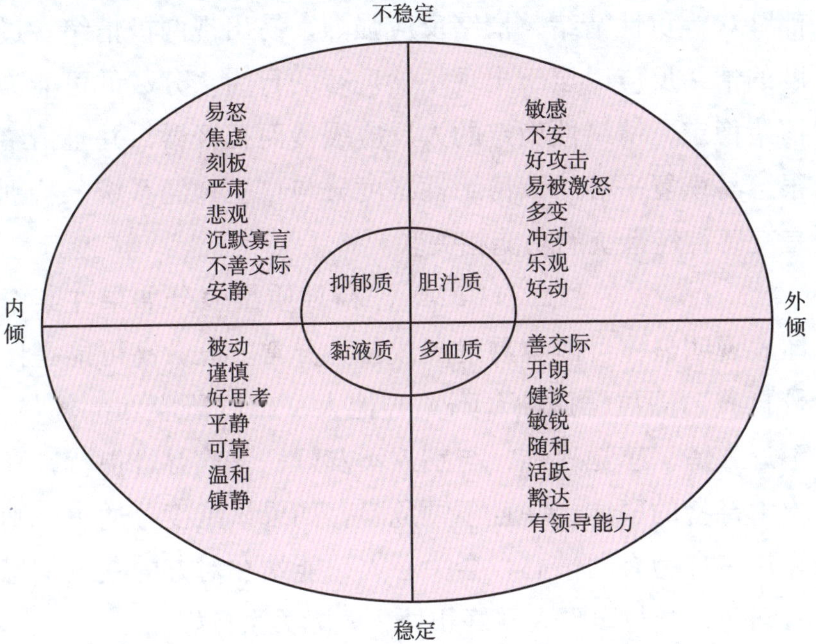

图2-1　艾森克的人格维度图

1. 内外倾向量表分（E分）　分数高表示人格外向，可能是好交际，渴望刺激和冒险，情感易于冲动；分数低表示人格内向，可能是好静，富于内省，除了亲密的朋友之外，对一般人缄默冷淡，不喜欢刺激，喜欢有秩序的生活方式，情绪比较稳定。

2. 情绪性量表分（N分） 分数高可能是情绪不稳定和较为敏感，往往表现为焦虑、担心、闷闷不乐、忧心忡忡。遇到顺利的事情易表现为兴高采烈、手舞足蹈等；遇到不顺利的事情或挫折时，易出现过度的沮丧、失望、郁郁寡欢等负性情绪，情绪反应强烈，易出现两极情绪。过度的情绪反应以至于出现不够理智的行为。分数低可能为情绪稳定，情绪性稳定的人反应缓慢而且轻微，并且情绪很容易恢复平静。该情绪性维度分与自主神经系统，特别是交感神经系统的功能相关联。

3. 精神质量表分（P分） 精神质量表分如果在某个体表现明显，可能容易发展成行为异常。分数高可能是比较自我、固执、孤独、不关心他人，难以适应外部环境，不近人情，感觉迟钝，与别人不友好，喜欢寻衅搅扰，喜欢干奇特的事情，并且不顾危险。如果该维度分适中，则往往表现为有同情心，会关心人，能站在对方的立场上思考问题，能与周围人友好相处，人际关系良好。

4. 效度量表分（L分） 测定被试者的掩饰、假托或自身隐蔽，或者测定其社会性朴实幼稚的水平。该维度本身也代表一种稳定的人格功能。

（二）应对方式问卷

我国目前通用的应对方式问卷（coping style questionnaire，CAQ）由肖计划等学者在参考国内外应对研究问卷内容及有关应对理论的基础上，根据我国文化背景编制而成[19]。该问卷可以解释个体或群体的应对方式类型和应对行为特点，比较不同的个体或群体的应对行为差异，并且根据不同类型的应对方式还可以反映个体心理发展成熟的程度。该量表包括62个条目，共分为6个分量表，分别为解决问题、自责、求助、幻想、退避及合理化（表2-1）。临床上用以评估来访者目前的应对方式类型与应对行为特征。

表2-1　应对方式问卷分量表

因子	分量表	因素负荷
因子1	解决问题	
	吸取自己或他人的经验去应对困难	0.64
	努力去改变现状、使情况向好的一面转化	0.62
	能理智地应对困难	0.59
	努力寻找解决问题的办法	0.51
	常能看到挫折中积极的一面	0.48
	善于从失败中吸取教训	0.47
	专心于工作或学习以忘却不愉快	0.44
	制订一些克服困难的计划并按计划的事情去做	0.41
	遇到问题采取等待观望、任其发展的态度	-0.38

续　表

因子	分量表	因素负荷
因子2	自责	
	遇到挫折常抱怨自己	0.67
	如果做事没有成功，常觉得自己没出息	0.65
	遇到困难时常自我责备	0.64
	发生矛盾时总怪自己不好	0.52
	常借娱乐活动来消除烦恼	−0.35
因子3	求助	
	向他人诉说心中的烦恼	0.67
	请求别人帮助自己克服困难	0.64
	与同事、朋友一起讨论解决问题的办法	0.59
	遇到困难时常寻求别人的理解和同情	0.55
	把不愉快的事埋在心里	−0.50
	向有经验的亲友、师长求教解决问题的方法	0.44
因子4	幻想	
	幻想自己能用超人的本领去克服困难	0.70
	常用幻想一些不现实的事来消除烦恼	0.63
	常期望自己已经解决了面临的困难	0.43
	困难面前常想这不是真的就好了	0.42
	常不相信那些对自己不利的事	0.35
因子5	退避	
	在冲突面前常告诫自己能忍者自安	0.55
	避开困难以求心中宁静	0.49
	对困难常采取回避的态度	0.46
	遇到矛盾时认为退后一步自然宽	0.46
	对问题采取等待观望、任其发展的态度	0.39

续　表

因子	分量表	因素负荷
	认为自己能力有限，对一些不愉快的事只有退避	0.35
因子6	合理化	
	碰到困难时常认为生死有命、富贵在天	0.54
	认为人生经历就是磨难	0.54
	常认为坏事中有好的一面	0.48
	常能看到挫折中积极的一面	0.38

个体应对方式的使用一般都在1种以上，有些人甚至在同一应激事件上所使用的应对方式也是多种多样的。但每个人的应对行为类型仍具有一定的倾向性，这种倾向性构成了6种应对方式在个体身上的不同组合形式。这些不同形式的组合与解释分为以下几方面。

1. 解决问题——求助，成熟型　这类受试者在面对应激事件或环境时，常能采取解决问题和求助等成熟的应对方式，而较少使用退避、自责和幻想等不成熟的应对方式，在生活中表现出一种成熟稳定的人格特征和行为方式。

2. 退避——自责，不成熟型　这类受试者在生活中常以退避、自责和幻想等应对方式应对困难和挫折，而较少使用解决问题这类积极的应对方式，表现出一种逃避现实的行为特点，其情绪和行为均缺乏稳定性。

3. 合理化——混合型　合理化应对因子既与解决问题、求助等成熟应对因子成正相关，也与退避、幻想等不成熟应对因子成正相关，反映出这类受试者的应对行为集成熟与不成熟的应对方式于一体，在应对行为上表现出一种矛盾的心态和两面性的人格特点。

（三）自我接纳问卷

自我接纳问卷[20]（salf acceptance questionnaire，SAQ）主要用来对被试者的自我接纳特征进行测量和评定，可广泛应用于对正常人的自尊、自卑心理及神经症患者的自我接纳心理特征进行评定，也可作为自卑及神经症心理治疗疗效评定的重要参考指标。我们认为自我接纳是自信的基础。心理治疗的目标在很大程度上就是使患者对实际自我采取接纳的态度，并逐渐发展和完善实际自我，最终达到人格的重建和完善。量表共有16个条目，分为自我评价及自我接纳两项因子分，分数越高表示自我接纳程度越高。该量表能够对被试者自我接纳的程度进行较为全面的评估，可较真实地反映理想自我与现实自我、自我接纳与自我评价之间的关系。

（四）90项症状清单

90项症状清单[21]（symptom checklist-90，SCL-90），又称“症状自评量表”（self reporting inventory），具有容量大、反映症状全面、能更准确地评估被试的自觉症状等特点。该量表是当前使用最为广泛的精神障碍和心理疾病门诊测评量表，临床上用以全面评估患者整体心理健康状况。量表共有90个项目，包含较广泛的精神病症状学内容，在感觉、情感、思维、行为直至生活习惯、人际关系、饮食、睡眠等方面均有所涉及，并采用10个因子分，分别反映10个方面的心理问题情况。每个因子反映出个体某方面的症状情况，通过因子分可了解症状分布的特点。因子分等于组成某一因子项目总分除以组成某一因子项目数。当个体在某一因子得分大于2分时，即超出正常均分，则个体在该方面就可能有心理健康方面的问题。具体包括以下几方面。

1. 躯体化　主要反映躯体的不适感，包括心血管、消化、呼吸及其他系统的不适，以及头部、背部、肌肉疼痛等躯体不适表现。该分量表得分位于12～60分。得分超过36分，表明个体躯体上有较明显的不适感，并常伴有头部、背部、肌肉疼痛等症状；得分低于24分，躯体症状表现不明显。

2. 强迫　指那些明知没有必要，但又无法摆脱的无意义观念、意向、冲动和行为等。该分量表得分位于10～50分。得分超过30分，强迫症状较明显；得分低于20分，强迫症状不明显。

3. 人际关系敏感　指个体存在某些人际关系的不自在与自卑感等。在人际互动中的自卑感、心神不宁、明显不自在，以及在人际互动过程中的不良自我暗示、不良预期等是这方面症状的主要原因。该分量表得分位于9～45分。

得分超过27分，表明个体人际关系较为敏感，人际互动中自卑感较强，并可伴有行为问题（如坐立不宁、逃避退缩等）；得分低于18分，表明个体人际关系较为正常。

4. 抑郁　指个体存在心境低落、生活兴趣减退、动力缺乏等情况。还往往表现出失望、悲观及与抑郁相关的认知和躯体层面问题，另外，还包括有关消极和自杀观念等。该分量表得分位于13～65分。得分超过39分，表明个体的抑郁程度较强，生活兴趣减退，动力缺乏，严重时可出现消极和自杀观念；得分低于26分，表明个体抑郁程度较轻，生活态度积极乐观，充满活力，心境愉悦。

5. 焦虑　指个体存在烦躁不安、坐卧不宁、过度敏感及紧张等及由此产生的躯体表现，如心悸、气短、震颤等。该分量表得分位于10～50分。得分超过30分，表明个体较易焦虑、烦躁不安和过度敏感，严重时可出现惊恐发作；得分低于20分，表明个体不易焦虑，表现出淡定和坦然状态。

6. 敌对　往往从思想观念、感情和行为3个方面反映出敌对表现，包括厌烦的感觉、毁物、争辩等，严重时可出现不可控制的暴怒等。该分量表得分位于6～30分。得分超过18分，表明个体易出现敌对的思想、情感和行为；得分低于12分，表明个体易表现出友好的思想观念、情感和行为。

7. 恐怖　个体恐怖的对象往往包括出门旅行、空旷场所、人群聚集或公共场所及交通工具，此外，还包括社交恐怖等。该分量表得分位于7～35分。得分超过21分，表明个体恐怖症状较为明显，常表现出社交、广场和人群恐怖；得分低于14分，表明个体不易产生恐怖心理，能正常进行交往和活动，恐怖症状不明显。

8. 偏执　主要指个体投射性思维、敌对、猜疑、妄想、被动体验和夸大等。该分量表得分位于6～30分。得分超过18分，表明个体的偏执症状明显，较易猜疑和敌对；得分低于12分，表明个体偏执症状不明显，思维不易走极端。

9. 精神病性　主要指个体出现多种多样的精神病性症状和行为，如幻听、思维播散、被洞悉感等。该分量表得分位于10～50分。得分超过30分，表明个体的精神病性症状较为明显；得分低于20分，表明个体的精神病性症状不明显。

其他项目包括睡眠及饮食等。附加项目或其他项目可作为第10个因子来处理，使各因子分之和等于总分。

（五）汉密尔顿焦虑量表

汉密尔顿焦虑量表[22]（Hamilton anxiety scale，HAMA）由汉密尔顿（Hamilton）于1959年编制，用于评估患者焦虑症状的严重程度及疗效，临床上常将其作为焦虑障碍的诊断及病情程度划分的依据。包括14个项目，每项采用0（无）～4（极重）分的5级评分法。总分分值越高，表明焦虑症状越严重。

HAMA将焦虑因子分为躯体性和精神性两大类。躯体性焦虑：7～13项的得分比较高；精神性焦虑：1～6项和14项得分比较高。

HAMA总分能较好地反映焦虑症状的严重程度。总分可以用来评价焦虑障碍和抑郁障碍患者焦虑症状的严重程度和对各种药物、心理干预效果的评估。按照我国量表协作组提供的资料，根据评分将焦虑障碍的程度进行划分：总分≥29分，可能为严重焦虑；21～28分，肯定有明显焦虑；14～20分，肯定有焦虑；7～13分，可能有焦虑；如果＜7分，便没有焦虑症状。

（六）汉密尔顿抑郁量表

汉密尔顿抑郁量表[23，24]（Hamilton depression scale，HAMD）由汉密尔顿（Hamilton）于1960年编制，用于评估患者抑郁症状的严重程度及疗效，在临床应用广泛，本研究使用24项版本，每项采用0（无）～4（极重）分的5级评分法。总分分值越高，表明抑郁症状越严重。

HAMD可归纳为7类因子结构。①焦虑/躯体化：由精神性焦虑、躯体性焦虑、胃肠道症状、疑病和自知力5项组成；②体重：即体重减轻1项；③认识障碍：由自罪感、自杀、激越、人格解体和现实解体、偏执症状和强迫症状6项组成；④日夜变化：仅日夜变化1项；⑤阻滞：由抑郁情绪、工作和兴趣、阻滞和性症状4项组成；⑥睡眠障碍：由入睡困难、睡眠不深和早醒3项组成；⑦绝望感：由能力减退感、绝望感和自卑感3项组成。这样可更为简洁清晰地反映来访者的实际特点。

按照Davis JM的划界分，HAMD24项总分≥35分，可能为严重抑郁；20～34分，可能是轻或中等度的抑郁；＜8分，患者就没有抑郁症状。HAMD17项的划界分则分别为24分、17分和7分。

（七）根据来访者的情况选择个性化心理测评量表

来访者呈现的问题既存在共性，也存在个体差异。治疗师需要对来访者的状况有充分的察觉，并熟练掌握临床常见的心理测评量表，以期能够根据来访者的实际情况选择具有针对性的心理测评工具。

心理测评量表能够在治疗之初较为快速客观地向治疗师提供来访者的人格特征及整体心理健康状态。其中，艾森克人格问卷、应对方式问卷及自我接纳问卷作为价值取向短程治疗所需的重要工具，将在整个心理治疗过程中发挥关键作用。因此，治疗师应当对量表本身有充分的了解，能够对测评结果进行合理恰当的解读，并结合来访者的实际情况，客观分析量表测评结果。

三、模块3：分析溯源——察觉自身价值取向及应对方式

自该模块起，治疗师将与来访者一同进入价值取向短

程治疗的核心部分。在这一模块中，治疗师需要做以下三方面的工作：帮助来访者分析自身个性心理特征、帮助来访者分析自身价值取向特点，以及帮助来访者分析自身应对方式。

（一）分析自身个性心理特征

治疗师通过对来访者的观察与访谈，并结合上一模块的心理测评结果，帮助来访者分析自身的个性心理特征。在运用专业理论帮助来访者进行分析之前，我们首先应向来访者坦诚自身的局限性。

> “根据之前的观察与访谈，结合你的心理测评结果，我现在对你的情况有了一些初步的认识，但这些认识可能还不够全面。我们可以尝试从专业角度做一些分析解读，你愿意参与进来吗？”

在来访者表示愿意参与之后，我们仍需保持相对谨慎的态度，并避免使用过多专业术语与来访者进行沟通交流。同时，治疗师应注意不能代替来访者做出决定和判断，而是通过互动给双方提供有价值的信息。

当来访者对治疗师基于双方互动对当前焦点问题的解读表示认同时，治疗师可鼓励其对这一部分进行举例说明，并展开进一步的讨论。而当来访者不认同测评结果及治疗师的解读时，也无须与其进行辩论，可以跳过有争议的部分继续沟通。因为该步骤的首要目的并不是一定要将来访者的人格特点进行全面、清晰、细致的剖析，而是初步了解来访者的心理行为特征，为来访者带来不同的自我认识视角，从而为后续的治疗奠定基础。

在这一步骤中，我们还有一个重要任务，即通过不加评判的态度及相对客观中立的描述，向来访者传递这样的理念：性格气质无好坏之分，各有千秋，每个人都是独一无二的个体，世界上没有完全相同的两片树叶，每个个体的性格也都有相应的优点与长处、缺点与不足，个体要认识到每个人既有优点也有缺点，完美的人是不存在的，所以，无须追求绝对的完美。以此为基础，启发来访者自我认同、自我接纳。

下面是一段治疗师与来访者S（女性，20岁，大学本科生）的对话大意。

> 治疗师："根据你的测评结果来看，你可能有时候情绪反应比较强烈，不够稳定，你认为这与你的实际情况相符吗？或者这样解释你的情绪反应你认同吗？"
>
> S："我觉得很符合。我确实情绪不够稳定，总是大起大落，高兴的时候觉得一切都是那么的顺利和美好，有一点不顺心就觉得自己怎么这么不

顺利和不尽如人意，并且容易发脾气。有时我也不想这样，为什么我就不能像其他人一样有一个好性格呢？”（情绪显低落）

治疗师：“你想要变得更好，这很棒，我们今后可以对这个方面稍加注意。不过，每个人的性格气质都有各自的特点，没有好坏之分，正因如此，我们都是独一无二的个体。据我所知，很多艺术家都有与你类似的特质。我们认识到自己性格方面的弱点和不足，在日常工作、学习、生活等方面适当注意，并以积极的心态应对即可。”

类似的对话在治疗过程中经常出现。哪怕最初不愿进行过多自我表述的来访者，也往往会在这个阶段被触动而出现短暂的情绪波动，并表现出相应的肢体语言或面部表情的变化，例如，很多来访者在此阶段会出现眼睛湿润、流泪甚至抽泣等情绪反应。

在帮助来访者客观认识自身个性心理特征的过程中，来访者时常会对自身个性特征中不满意的部分进行自我批评甚至自我苛责，并展现出一种不接纳的态度。但与此同时我们也会发现，他们基于自发追求潜能实现的内在倾向，表现出迫切地想要改变自我的意愿。

在这种情况下，我们首先要做的是对这种追求改变的态度进行鼓励，但更重要的是要向来访者明确：性格无好坏，更无绝对完美。促使来访者接受这一理念对治疗进程至关重要，这意味着他们能够客观且辩证地认识自身的性格特点，对自身“亮点”与“阴影”的两面持同样接纳的态度。当来访者逐渐达到了自我接纳，其长期固着的负性态度和对自我的苛刻要求等将会发生自然而然的变化，高水平自信将随之逐渐建立，个人成长及自我实现也将成为可能。

（二）分析自身价值取向特点

通过以上过程，我们逐渐对来访者的性格特征、家庭教育方式、行为特点等有了相对深入的了解，并构建了与来访者目标一致的咨询或治疗联盟。接下来，治疗师需要与来访者一同探讨个体价值取向这一核心理念。

很多时候，来访者会比治疗师更加急于探讨这一问题。尽管他们此时还并不知道究竟什么是“价值取向”。但从他们想摆脱相应的情绪、行为问题及相关的躯体症状等痛苦的体验，所呈现出迫切愿望时，我们也能设身处地感受到来访者的这种需求。

在治疗过程中，来访者常常会主动在会谈中提及以下困扰的问题。

“我好像变得不再像我了。”

“我每天都要戴上画了笑脸的‘面具’，活得像个演员。”

“我每天都过得小心翼翼，生怕别人不喜欢我。”

“我不得不常常在乎别人的看法，这样好累。”

“我好像已经习惯了讨好每一个人，总是无法拒绝别人的请求。”

“我不知道除了好成绩、好工作、好收入，还有什么能证明我的价值。”

“我想要把事情做好，可事实上我就是一个无能的人，总比别人差……”

这些问题如此沉重而普遍，可能在绝大部分个体的生命历程中都曾闪现过，有时表现为平静地沉思冥想，有时则是在难耐的痛苦、迷惘与绝望中发问，纠结和不安时刻困扰着这些个体，从而出现负性的情绪和行为反应。

卡尔·古斯塔夫·荣格（Carl Gustav Jung）[25]曾用“人格面具”来描述这种痛苦矛盾的状态：个体会陷入各式各样的陷阱中，其中一个便是认同阴影……但相反的方式同样也是一个陷阱，也就是认同“人格面具”，它是我们呈现给世界的外表。如果个体过分依赖自己的身份，那么，这个人就被认为活出的是虚假的自己。但认同自己“面具”的诱惑非常大……“人格面具”通常会以金钱的形式得到回报。

卡尔·罗杰斯（Carl Ranson Rogers）[26]也在《个人形

成论》一书中用“人格面具”这一说法来描述那些无法以接纳的心态成为真实自我的个体所处的虚假的生存状态。同时他也提出，大部分人显示出的典型趋向是“逐渐远离那个不真实的自我，尽管会有不少踌躇和顾虑”。

显而易见，长久的“人格面具”最终会令人痛苦，并使人流露出远离那个不真实自我的迫切愿望。有的个体会直接表达出这一内心需求，但有些个体可能难以意识到，使得这种矛盾内化，令“面具”与真实的自我在内心中交互对立，无从取舍，甚至转化为躯体不适，进而形成各种功能失调的表现。

“人格面具”的形成与来访者的价值取向模式息息相关。从某种程度上来说，正是这种过分重视外界评价标准的价值取向使得来访者主动或被动地将“人格面具”牢牢戴在身上。

在价值取向短程治疗理论中，我们对这些问题进行了总结，并把造成这些问题与困惑并根植于来访者认知层面的外在的价值取向称为外源性价值取向。

1．外源性价值取向　上文中已经对外源性价值取向做出过简单的解释。在临床实践中，为了便于来访者理解，我们也会将外源性价值取向称为“周围价值取向”。“周围”一词是指围绕着某一事物（主体）并对该事物会产生影响的所有外界事物（客体）的总和。对社会生活中的个体而言，大致可理解为包括但不限于社会文化环境、家庭成长背景、学习、生活及工作经历等外界环境，以及包括我们个体之外所有人际及社会关系的总和，如父母关系、夫妻关系、亲子关系、子女关系、朋友关系、同学关系、师生关系、同事关系、战友关系等。

在此基础上，我们给外源性价值取向赋予了这样的含义：在面对或处理各种矛盾、冲突、关系时，主体所表现出来的基本价值取向以周围环境、人际关系及社会关系等为主要依据，并容易受到外界多元因素的干扰和影响。

过分以外源性价值取向为主的个体也因此具有了以下几个方面的特点。

（1）过分关注社会价值排序。所谓社会价值排序就是指社会文化所赋予的大众普遍关注的价值理念，如长相、身材、学历、权力、地位、职业、财富、房子、车子、名牌服饰等，将个体价值依据社会标准排出高低不同档次。

（2）自身价值体系不稳定，容易被外界因素干扰。

（3）过分注重外界反馈在自我认知中的组成部分，忽视或淡化自我价值。

根据以上特点，我们认为以外源性价值取向为主的来访者将会呈现出这样的信念：他们相信自己的生活大部分或完全由外在因素控制，这些外源性的因素决定了他们的价值或信心，以及生活的意义。外在因素干扰了他们的自尊及自我价值。于是他们会不自主地限制自我获取信息和技能，并以讨好、迎合的方式与外界或他人建立关系，哪怕是鞭策自己不断进步，也更多是以达成外界或他人的期待为最终目标。于是，一种矛盾的姿态产生了：看似强烈的自尊心中包裹着低自信水平的自我，奋力追求对外界或他人及社会意义的同时却无时无刻不感受着自身的无力与无价值体验。

来访者Z（女性，25岁，在读研究生）为了满足母亲的期待考上了"理想"的学校，但从此陷入了自我怀疑之中：她其实并不喜欢自己的专业，本科期间就在艰难维持，更难以想象漫长的研究生生涯后自己仍要满足母亲的期待从事相关的行业，但这个行业在亲人及朋友眼中体面且收入不菲，除了继续努力，似乎没有什么更好的办法。她在与治疗师的对话中呈现了上述的矛盾状态。

Z："我是一个懦弱的人。"

治疗师："为什么这么说呢？"

Z："从小到大，我都为了母亲的期待而努力，她说怎样好，我就怎样做，结果一步步让自己沦为现在的状况。"

治疗师："你的状况我了解一些，也许没有你说得这么糟糕吧？"

Z："我是被母亲塑造成了现在的样子，我一点也不喜欢，却没办法改变，我不能让她失望，更无法想象放弃大好前程之后别人会如何评价我，他们一定会说我傻，说我不知好歹，说我任性……”

治疗师：“你很在意他们的评价吗？”

Z（惊讶地）：“我从小就是那种‘别人家的孩子’，如果混得不如别人好，我是不能接受这种落差的！”

治疗师：“你现在或许依旧是‘别人家的孩子’。但成为‘别人家的孩子’似乎也没能让你快乐。”

Z：“何止是不快乐。我说了也没人信的，没人知道我一点也不喜欢自己，我甚至恨自己从不为内心真实的渴望与母亲抗争。我就是一个懦弱的人、胆小鬼。”

从Z与治疗师的对话中可以看出，她内心的痛苦已经维持了相当长的时间，以至于使其难以为继，但她似乎仍很难改变这种矛盾的状态。

不仅仅是Z，几乎所有来访者在治疗最初都面临类似的困境。来访者G（男性，26岁，公务员）与治疗师有以下一段对话。

治疗师：“你是否过分在意别人的眼光了？”

G：“我明白你的意思。我不应该在意外界的评价，但我就生活在这个环境中啊。我上学时，考了好成绩才会被说是‘好学生’，毕业后找到了好工作才会被亲戚朋友认同和夸奖。再说了，不朝这些目标去奋斗，我的人生又有什么价值呢？我不想成为他们背地里教育自己孩子的反面教材。”

G的说法不无道理。

首先，社会价值排序的存在是必要的。美国人类学教授克莱德·克拉克洪（Clyde Kluckhohn）（1905—1960）认为[27]，如果没有价值观，就不可能有社会生活。价值观形成一种规范，根据这套规范产生行为系统，它把可能的行为放入某种认可和否定的等级中，不只为个体提供行动的蓝图，也让人可以活在群体中。团体认可的意义框架产生社会规范，由此提供了社交信任和凝聚力所必需的稳定性。一个共有的信念系统不只告诉个体必须做什么，也说明了别人可能会做什么。个体成长的过程中，被要求学习和遵从基本的社会规范，才能逐渐成为被社会接纳的一员。这种早期的社会化过程很大部分体现在父母对孩子的教育中[15]。我们被告知社会交往的规则，同时也习得自己的行为不被赞许的后果。所有身处社会环境下的个体行为都将被这个共有的社会价值体系所评判——从出生至死亡。而社会价值排序在这个系统的评判中自然形成，蕴含着适者生存的竞争法则，是人类社会进步和发展所必需的重要动力。

其次，个体的价值体系始终被社会价值排序所影响，因常常被动摇而发生变化。个体持续不断的努力塑造与被塑造是现实中个体与外界或他人之间交互的必然结果。身处外界环境中，我们不得不对自身的价值体系不断检视，进而逐渐做出调整，这也是一个人自我完善的重要过程，对青少年而言更是如此。青少年的价值体系本就尚未健全和完善，每天接触的新鲜事物在不断挑战和更新着他们已有的认知，而家庭关系及父母的教养方式对其价值体系的形成也产生着巨大的影响。在这种情况下，如果家庭中父母双方的价值取向存在明显分歧，那么孩子应何去何从、向谁认同就更是问题。价值体系的摇摆不定使得青少年的自我认知与行为方式时刻遭受着瓦解与重建，而自身年龄与能力的限制也使得他们难以根据自我意志改变现状。

作为一个社会化的个体，我们生活的历程就是与环境互动的过程，而自我认知中的一部分本就是由外界的反馈而来[28-30]，我们的价值体系免不了被人们用各种评判标准去衡量。我们注定生活在别人的眼光之下。如果我们询问来访者："假如你抛开一切顾虑，你将期待怎样的生活状态？"相信有相当一部分个体都会表达出某种远离外界或他人审视的愿望。

以上分析似乎让问题走入了僵局：既然是这样，个体岂不是永远陷入了外源性价值取向的困境中？

事实上，我们可以肯定地告诉来访者，他（她）完全可以选择另一种生活方式。为什么可以选择及如何选择，这正是下一治疗步骤中我们将要探讨的主要内容，也正是价值取向短程治疗期望协助来访者解决的核心问题。

治疗师应意识到，虽然来访者表现出极为固化的姿态，但其依旧呈现出了对自身状态的觉察及希望得到改变的内在渴求，正是如此，才使得我们有机会协助其摆脱痛苦、重新构建他们解决问题的方法和能力。

上述分析也给治疗师做出了这样一个提示：外源性价值取向的存在有其必要性。价值取向短程治疗虽然将价值取向分为了两种模式，但价值取向的不同模式本身并无优劣之分，我们讨论的并非对与不对，而是两者在个体价值取向整合形成过程中所占的比例，以及两者的失衡给来访者带来的痛苦和可能的解决方法。

正如绝大部分人都经历过“人格面具”带来的痛苦与困惑，几乎所有人也都在价值取向形成与完善的过程中体会过外源性价值取向占主导地位的时刻。幸运的是，大多数人都能够调节并平衡自身的价值取向，但向我们求助的来访者却不幸地长期沉浸在过分以外源性价值取向为主的氛围中。造成这一情形的原因有很多：或许是因为没有清晰地觉察到，抑或在觉察之后没有找到解决问题的方法，甚至只是单纯的因为缺少挑战自我的信心，这种信心往往来源于对自我的认同与爱自己的能力，这正是他们极为缺乏的。

在治疗过程中，我们经常通过治疗理念的具象化来协助来访者理解外源性价值取向的特点。面对过分以外源性价值取向为主的来访者，我们常常将其具象化为一片“空中的羽毛”（图2-2），借此直观地向来访者反映他们目前所处的生活及心理状态，因自我价值感过“轻”，需要外力才能将其“飘”在空中，以至于无法“踏”在地面上呈现出真实的自我。

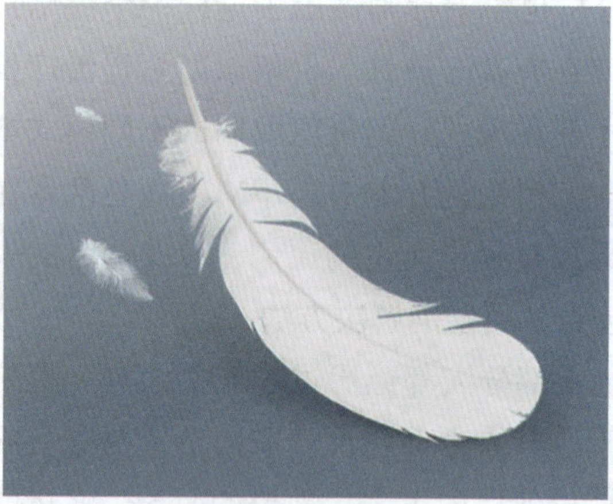

图2-2　空中的羽毛

下面是一段治疗师与来访者W（女性，17岁，高中生）的对话。

治疗师：“刚刚你向我分享的你的生活状态让我想到了一样东西——羽毛。”

W:“为什么这么说呢?”

治疗师:“你想想看，自己是不是像一片飘在空中的羽毛?在别人眼中很美很轻盈，好像没有什么问题。但实际上，你总是需要有人为你鼓一鼓掌，才能从掌风中获得一丁点儿飞扬的能量。”

W:“好像是这样，而且我完全不能决定自己去往哪里。”

治疗师:“是的，你被外界的‘风’所左右着，这就是我们所说的外源性价值取向的困境。更何况，一直维持这样美丽轻盈的姿态也并不容易。”

W:“是的，我经常想要在别人面前保持一种完美的状态，明明我已经很累了。”

治疗师:“当然会累，你太在意别人的眼光与评价，努力追求完美，但世上哪有所谓的完美，又怎么可能有人能够获得所有人的认可呢?”

W:“我再怎么努力，好像也不能获得所有人的认可，但我总想着，再努力一点吧，再努力一点吧，或许会被认可的……”(沉默，眼眶发红)

治疗师:“你已经发现了，其实你在追求一个虚无缥缈、永远无法达到的目标。这或许是痛苦的根源，你认为呢?”

在上述对话中，“空中的羽毛”这一具象化比喻帮助治疗师更好地向来访者说明了过分以外源性价值取向为主的模式给其生活带来的不良影响，同时也使来访者感受到了治疗师的言语下蕴含的理解与关怀。与“空中的羽毛”相似的具象化比喻还有“飘浮的气球”“墙上的小草”等。

在实际治疗中，出现在我们面前的来访者对自身的状况常常已有不同程度的察觉，只是缺乏更深入的认识和更清晰的梳理。治疗师的任务就是协助来访者完成更深层次的觉察。在价值取向短程治疗中，类似的具象化比喻有很多，如果治疗师能够深入理解并在治疗过程中熟练运用，会取得更加符合预期的治疗效果。

2. 家庭对价值取向的影响　我们已经分析过，价值取向的形成有着极为复杂的原因，如个性心理特征、家庭教育方式、社会文化背景、生活环境、个人成长经历等，并且经历了漫长的过程。外源性价值取向模式的形成也不例外。每当患者向我们追忆回溯各自复杂的因素时，我们都能发现，一个因素在其中起着至关重要的作用，即家庭教育方式。

原生家庭对个体影响之深远早已被大众所熟知，更有不计其数的文学作品以此为焦点进行过创作，但还未有研究从价值取向形成的角度阐述家庭教育方式对个体的作用。

从产生自我意识起，个体的认知就不断经历着主动的调整或被动的塑造。青少年时期无疑是认知与思维发展的重要时期。作为核心认知中的组成部分，价值取向的形成是他们在这一人生阶段的重要命题，通过观察、判断、接纳及内化等，他们有意或无意地开始选择认同什么样的价值观，以及选择成为一个什么样的人。家庭环境及教育方式在这一过程中占据着至关重要的地位。个体早期的社会化进程也在家庭中逐渐完成。在临床实践中我们发现，家庭教育方式是个体价值取向形成的重要源泉。

因此，如何协助来访者觉察自身所经历的非建设性的家庭教育模式，使家庭系统中非建设性的家庭教育观念或互动模式有所扰动，是价值取向短程治疗的另一个主要工作焦点。这一点我们将在家庭会谈模块中进行详细的阐述。

（三）分析自身应对方式

这一步骤中，治疗师首先应向来访者介绍何为应对方式。应对方式[31, 32]（coping style）是指个体在面对挫折和压力时所采用的认知和行为方式，又可称为“应对策略”或“应对机制”。它是心理应激过程中一种重要的中介调节因素，个体的应对方式影响着应激反应的性质与强度，并进而调节着应激与应激结果之间的关系。治疗师可以这样向来访者描述应对方式及其影响。

“不知你是否注意到，在遇到问题时，你似乎有自己习惯性的应对方式。有时候它很管用，但有时候却没什么实际用处，只是让你暂时感觉好一些。这种面对挫折和压力时采取的方式，就属于你自己的应对方式。

应对方式有很多，如解决问题、自责、求助、幻想、退避、合理化等，它们决定了你在面临事件时的想法及行为，因此非常重要。接下来，让我们一起分析一下你常采取的应对方式有哪些，好吗？”

治疗师可以首先对来访者前来向我们“求助”这一恰当的应对方式表示认同，并逐一向来访者介绍其他常见的应对方式，以及采纳不同应对方式后可能会出现的结果。同时，结合来访者应对方式问卷结果，治疗时对其习惯采纳的应对方式进行分析。在此过程中，部分来访者会自然地将自身所经历过的应对过程与之相对应，并进行反思。而部分来访者则需要治疗师就具体事件协助其进行分析与归纳。

需要注意的是，在协助来访者客观认识自身应对方式类型及应对行为特点的同时，治疗师也应向其说明：应对方式的形成由来已久，非一日之功，来访者往往是在长期的生活历程中逐渐形成了自己习惯的应对方式。因此，需要个体树立信心，并持之以恒，才有可能实现改变。

四、模块4：调整核心信念——达到建设性改变

（一）构建平衡且具有建设性的价值取向模式

在上一模块中，治疗师通过与来访者的互动交流，进一步明确了来访者目前的价值取向问题。显然，过分以外源性价值取向为主的认知与行为方式造成了来访者的巨大困惑及长期的痛苦与压抑，个体可能会逐渐出现焦虑、抑郁、强迫、躯体化等临床症状。

在这一模块中，治疗师将协助来访者逐渐构建起平衡且具有建设性的价值取向模式，从而帮助其缓解痛苦，进而改善症状。

1. 内源性价值取向　我们将另一种价值取向模式命名为“内源性价值取向”。并赋予了它这样的含义：在面对或处理各种矛盾、冲突、关系时，主体所表现出来的基本价值取向以自我意识与自我体验为主要依据，价值感或信心的来源是对自我的认同，不易受到外界因素的影响或扰动。在临床实践中，为便于来访者理解，我们也将其称为“自我价值取向”。

内源性价值取向在认知中占主体地位的个体通常具有以下几个特点。

（1）较高的自我接纳及自信水平：既接纳自己的优点，也接纳自己的缺点，具有与自己和解和爱自己的能力等。

（2）自身价值体系包容且稳定。

（3）淡化社会价值排序与外界评价。

（4）具有“权利意识”及清晰的自我导向。

显然，对以外源性价值取向为主的来访者来说，治疗师通过沟通交流及行为试验等互动方式，使其逐渐由以外源性价值取向为主的模式转向以内源性价值取向为主的模式，是解决来访者心理行为相关问题的有效方法。

但正如前文所说，治疗师想要撼动来访者长期形成的外源性价值取向模式并非易事。这意味着我们需要帮助来访者改变对长久以来形成的外在支持体系的依赖，逐渐淡化自己粉饰的漂亮“面具”，重新认识和接纳自我。

2. 自我接纳　以内源性价值取向为主的个体，其首要特点即拥有较高的自我认同和自信水平。自信是指个体在自我评价上的积极态度，建立自信对个体来说是一项具有挑战性的过程，而自我接纳是自信的基础，是最初且最关键的一步。

每个个体认知中，都有着察觉到的实际自我与理想中的自我，两者之间往往存在较大的差别。自我接纳是在情感上、态度上对实际自我的悦纳，应当是充分接纳真实的自己——接纳自己的性别、身材、相貌、性格及家庭等，不只接纳自己的优点，也接纳自己的缺点和不足。

寻找真实的自我并接纳它，这一过程极为艰难。首先，我们需要帮助来访者认同自己是“红尘”中的一员，是平凡的人而非“超人”，既然是凡人，身上就一定会有缺点和不足。

认同并接纳缺点和不足可能会引发来访者的焦虑和不安，以及随之而来的气馁、抗拒和茫然，更别提让他们鼓起勇气去拥抱那些不尽如人意的事情了。这就需要治疗师持之以恒地跟进并逐渐唤起来访者改变的信心。

治疗师应避免来访者将自己的某种性格或特质置于外界价值体系判断中，例如残忍、挑剔、嫉妒或争强好胜等。我们应该引导来访者充分接触这一特质，无论是否喜欢，都尝试将它作为真实自我的一部分加以接纳，并与其一同寻找适合这一特质的情景，然后用积极的方式重新描述这一特质。

协助来访者达成自我接纳这一目标自第二模块贯穿至此。从评估阶段开始，到协助来访者客观认识自身性格特点，再到本阶段正式向来访者提出自我接纳的概念，整个过程中，治疗师应以充分的耐心引导来访者逐渐向这一目标靠拢。

3. 与自己和解　想要来访者达成自我接纳，治疗师需要识别其长久以来形成的某些认知误区。

常常有来访者对自身缺点持严厉的批判态度，甚至到了苛责的程度。

来访者L（女性，17岁，高三学生），她向治疗师坦白，自己从初中开始就习惯于对自身施加“惩罚”，甚至形成了一套固定的规则：完不成作业时用指甲掐3下大腿；考试成绩每退步一名就用圆规扎自己一下；只要一起想要犯懒不学习的念头，就把自己的脸浸入水中10 min；一旦出现嫉妒、愤怒、发脾气等“不好”的心理行为问题就罚自己被毛巾勒脖子……她通过这些方式，使自己保持成绩的优秀与品德的高尚，并成为所有人眼中的好孩子。最近的一次期中考试，她遭受了巨大的挫折，以往制定的惩罚规则已经不管用了，她想到了死。

下面是L与治疗师的一段对话。

治疗师：“你的成绩一直很好，我可以理解这次考试失败对你的打击，但你对自己是否过于严厉了呢？”

L：“但我始终无法释怀。以前做出惩罚之后我还能勉强安慰自己事情已经过去了，但这次无论如何也难以接受，我很自责，还担心以后会有类似的事情发生，我好像没办法继续往下走了。”（紧皱眉头）

治疗师：“一次考试的失败也不意味着什

么吧？”

L:“或许吧，但我真的很差劲，我会嫉妒比我成绩好的同学，也常常想要犯懒，如果不是对自己严厉，我或许早就变成一个坏学生，被父母和朋友们抛弃了。”

L的经历在许多来访者身上都曾出现过。

他们通常会持有一种自我苛责的态度。治疗师需要识别这种态度的来源。在L身上，我们可以看到一点，她为了保护自己而选择了“先发制人”，即通过自我批评与惩罚来保护自己免遭进一步的伤害（被父母和朋友们抛弃）。许多来访者为使自己不在社会价值体系的审视下成为一个无价值或低价值的人，可能会率先采用这种“自责”的方式进行自我审视，并自我束缚。

此外，部分来访者会和L一样，将某一特定情境中的“失败”经历概括为对整个人的全盘否定，或以此证明自己果然一无是处、毫无价值。我们要帮助其认识到，这种特定的失败感只是真实自我的组成部分，是一种可以被接纳甚至可以与他人分享的情绪体验。

治疗师对L的认知进行了如下干预。

治疗师:“事实上，你一直都对自己有一个要求，你要成为一个优秀的人，不能出现任何失误，对吗？”

L：“是的，对自己有高要求不对吗？我父母经常说，‘求上才得中，求中就得下’，我必须要对自己要求高才行。”

治疗师：“中国传统文化中有一个词叫红尘，佛教文化中又有一种说法叫娑婆世界，我们都处在红尘与娑婆世界之中，生活中充满了不完美与遗憾。我们是凡人，不是神仙，你认同吗？”

L：“我认同。但我想要追求完美，想要做到最好啊！”

治疗师：“可是，我们是凡人，就注定有缺点，会失误，就像每次考试，注定有不会的题目与掌握不了的知识点，我这样说你认同吗？”

L：“这样说似乎也有道理，所以我是自己和自己过不去吗？”

治疗师：“我们要学会和自己和解，允许自己有缺点、有失误、有不足，允许做事情有失败的可能，允许不完美的存在。允许自己有时也会是一个想犯懒、会嫉妒、会生气的小姑娘，这也不会有什么可怕的后果吧？”

L：“好像是的。我本来就是一个普通的小姑娘。”

治疗师：“和自己和解之后，或许能让你去掉一些心理负担，你仍旧可以积极地追求成为优秀的人，只是不要像之前一样过分执着，中国文化中的‘消除我执’也是类似的意思。”

L:“我明白了……”

在人生面临的心理、生理、社会、文化和经济挑战所构成的现实社会中，个体能够掌握和控制的领域是非常有限的，但L似乎无法与这一现实达成和解，也无法与自己达成和解。以上对话中，治疗师在识别了L长久以来的认知误区后，帮助其认识到了自己的局限性，进而在接下来的治疗过程中逐渐放弃对自我的过分苛责及对特定失败的灾难性解读，最终使其达成了自我和解。

4. 培养爱自己的能力　拥有爱自己的能力是内源性价值取向模式的一个重要标志。

人类在和自然界互动过程中出现的恐惧、担心、害怕等属于防御本能，而在社会价值排序的审视之下能保持爱自己，则是一种能力。

爱自己的个体基本上已经拥有了相当高水平的自我接纳程度，也基本达成了与自己的和解。在此阶段，治疗师只需提出这一理念，来访者就能够自行获得相应的体会。这里有以下几个建议。

培养爱自己的能力，可以从增强来访者的“权利意识”开始。在不干扰和影响他人的情况下，在满足无伤害原则及规则之下，每个个体都有获得幸福的权利。学生在课间，拥有休息、唱歌、喝水、运动及放松自我的权利；成年人在工作之余，拥有休息、娱乐及交友的权利；对超出自身能力范围的事情，有放弃的权利；面对违背本心的要求，所有人都有拒绝的权利。这本是理所应当的事情，但来访者却常常被"应该""不应该"等观念裹挟，连这些基本的权利都难以接受。治疗师应帮助来访者远离那些"应该"与"不应该"，在规则允许的范围内，逐渐形成"我想、我能、我愿意、我可以、我需要"等认知与行为习惯，所谓"规则之下，自由飞翔"。

治疗师还可以协助来访者逐渐形成自我导向，从迎合外界及他人的期待逐渐转变为纳悦自己。我们不得不承认，迎合外界及别人有时是以牺牲自我价值为代价的，它可能还会传递出一种信息：我们没有别人完美、也没有别人重要、不配享受生活……治疗师需要让来访者逐渐淡化那些对外界及别人有意义但难以令自身开心的事情，尝试与来访者一起回忆最近发生的一些有关自己的愉快及幸福体验的事件，使其体会并享受生活中属于自己的轻松愉快的时光。

下面是一段治疗师与来访者G（男性，13岁，初二学生）的对话大意。

治疗师："今天来咨询，你最想和我聊些什

么？或者你有哪些困惑想跟我说说吗？”

G:“自小升初以来，我一直不开心，经常失眠、烦躁、高兴不起来。”

治疗师:“那你想想，有哪些因素与你现在的状态有关呢？”

G:“小升初的时候，我经常担心考试，如果我考不上好的初中，我的前途就会受到影响，更对不起我的父母和老师等，尤其是我的爸爸，他在我身上的付出很多。”

治疗师:“从小到初中，谁陪伴你的时间多一些？”

G:“妈妈的职业是医院护理人员，爸爸是小学数学老师，爸爸陪伴我的时间多。”

治疗师:“他是怎么陪伴你的？”

G:“爸爸对我要求非常严格，从幼儿园开始，他就给我安排作息时间，并要求我严格执行。”

治疗师:“如果你偶尔因为有其他事情，没有严格执行作息时间，或者没有按时完成作业，你爸爸通常的反应是？”

G:“爸爸会勃然大怒，并会在今后的时间里对我要求更加严格，甚至会坐在我的旁边，看着我做作业。”

治疗师:“这个时候你是怎么想的呢？”

G:“我会认为都是我的错，我没有按照爸爸的要求去做，就应该受到惩罚。”

治疗师:“好吧。那你认为你最困惑的是什么？”

G:“我太在意爸爸对我的看法，以至于不敢提出自己的真实需求，我太难受，整天浑浑噩噩，感受不到快乐，甚至会觉得人活着没什么意义，有时会不自主地用美工刀背面划划手臂。”

治疗师:“你这样做不觉得疼吗？”

G:“不觉得疼，有时这样做之后反而会觉得有种愉快感。”

治疗师:“是吗？这是为什么呢？”

G:“好像用尖锐的物品划划自己，我才能感觉到自己的存在。”

治疗师:“明白了。我想我们每个人除了情商与智商，还有一种‘能力’很重要，不知道你了不了解？”

G:“什么‘能力’？”

治疗师:“就是‘爱的能力’。它是指一个人接受和表达爱的能力。在我看来，拥有爱自己的能力对一个人来说非常重要。”

G:“爱自己的能力？这很有意思。你觉得我不够爱自己吗？”

治疗师："你可以自己来评判（笑）。但我想说，一个人只有学会了爱自己，才能更好地去爱别人。像是我们之前讨论过的大树，只有它自身根系发达、枝叶繁茂、郁郁葱葱、挺拔高大，才能为旁边的小花小草遮风挡雨（图2-3）。"

G："爱自己的意思，就是对自己好一些？"

治疗师："对。规则之下，自由飞翔，做什么事不是首先考虑'我应该、我必须、我不能'等，而是要以'我想、我要、我愿意'为导向，淡化周围的评价，例如你常提起的爸爸和别人，多取悦自己。"

G："我明白了。但说实话，我已经习惯了凡事都考虑别人的想法，让我现在就改变有点困难，不过我会尝试的。"

治疗师："好的。那么现在，能不能回忆一件最近发生的符合你内心真实愿望，并让你真正开心的事情呢？"

G："当然！前天下午……"

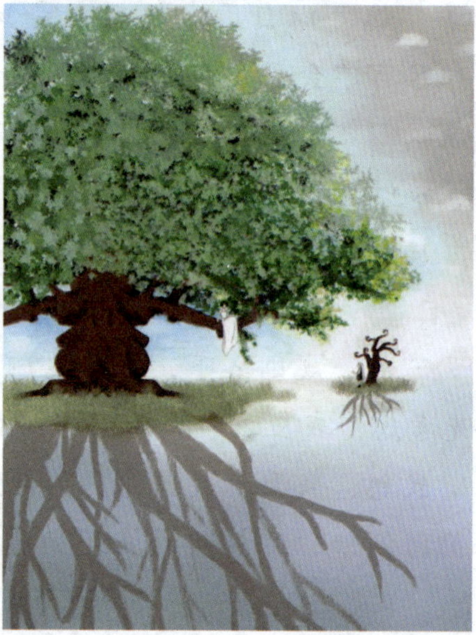

图2-3　根系发达的大树与根系表浅的小树

5. 淡化外界评价　在以外源性价值取向模式为主的来访者心中，外界及他人评价的“声音”总是格外响亮，成为个体心理行为的导向和准则。例如，他们经常说：

“我不能这样做，别人会说我的……”

“如果我……就会成为他们眼中的坏孩子。”

“我可以想象，一旦我失败了，别人会如何议论我……”

“我在别人眼中一直很优秀，我都不敢想现在他们会怎么看我……”

在上述治疗过程中，治疗师从自我接纳、与自己和解、培养爱自己的能力3个方面协助来访者逐渐建立内源性价值取向模式，但长久以来养成的习惯往往使来访者不可能很快摆脱外界及他人的影响。

对于过度在意外界及他人评价的个体，我们可以用“焦点效应”来协助来访者逐渐淡化外界及他人对自我的影响。

“焦点效应”是指人们往往会把自己看作是一切的中心，并直觉地高估别人对我们的关注程度。Savisky和Gilovich[33]从他们自己和别人的研究中了解到，人们总是高估他们内在状态外露的程度。我们可以告诉来访者下面这一事实。

每个个体都是自己人生的主角，其他个体皆为过客。换个角度想想，在所有人都专注于自身生活的时候，你或许并没有想象中那么引人注目。当你担心自己被评论时，停下来想一想，他人并没有你想象的那样注意你。那些声音其实很少，音量也很小。作为自己生活的绝对主人公，是时候听听自己的声音了。

社会学家查尔斯·霍顿·库利（Charles Horton Cooley）[34]以“镜像自我”这一概念描述我们如何利用“我们以为别人怎么看我们”为镜子来认识我们自己。他认为，我们根据自己出现在他人面前的样子来感知自我。社会学家乔治·赫伯特·米德（George Herbert Mead）也指出[35]，与我们的自我概念有关的并不是别人实际上如何评价我们，而是我们想象中他们如何评价我们。我们同样可以使用以上理念帮助来访者理解自身的认知误区。

淡化外界评价还可以从引导来访者停止“比较”这一行为开始。

社会价值体系给我们建立了种种标准：富有或贫穷、聪明或愚蠢、高大或矮小……我们习惯于依照这一体系评判他人，把自己和他人进行比较，并思考自己为何不同。而出于人的本能，我们常常只将自己与做得更好的人进行比较，获得动力的同时，也产生了诸多烦恼。

世界上没有完全相同的两片树叶。每个人都是独立的个体，拥有不同的背景与经历，情况复杂且各不相同，事实上，人与人是没有可比性的，不考虑前提地简单粗暴地比较也没有任何意义，只会影响你的心情。

杨绛先生在《一百岁感言》中有这样一段话，很好地阐述了他人与自我的关系：“我们曾如此渴望命运的波澜，到最后才发现，人生最曼妙的风景，竟是内心的淡定与从容。我们曾如此期盼外界的认可，到最后才知道，世界是自己的，与他人毫无关系。”

6. 稳定且包容 在来访者获得高水平的自我接纳，建立自信后，治疗师可以尝试引导其进一步巩固调整后的价值取向模式。

治疗师可以通过正向强化，不断增强来访者的积极信念，帮助其不断淡化外界价值体系对自身价值体系的影响，使其逐渐建立起建设性的价值取向模式。同时，也协助来访者调整对外界及他人的态度。

> 我越向自我的真实及他人的真实开放，我就越不可能有一种要去安排一切的冲动。我逐渐变得不再匆匆忙忙地到处安排布局、设置目标、塑造别人、操控他人，并试图把他们推上我“规定或期待”的某种道路。我只是更加满足于做我自己，同时让他人做他自己[26]。

通过治疗师与来访者的共同努力，我们期望来访者逐渐建立一种稳定且包容的建设性的价值取向模式：学会理解不同，但拒绝完全同化。这无论对来访者个体心理状态还是对来访者与外界及他人的关系，都有着莫大的裨益。正如一位来访者所感悟的以下内容。

> 我理解彼此的不同，就像理解问题并非只有

一个答案。我接纳你的建议，但我自有评判。我想改变时，我自会思考，而并非完全向着外界和他人所认为正确的道路前进。

（二）习得恰当的应对方式

由于个体的应对方式受多方面因素的影响，跨越连接认知与行为，因此，相较于建立建设性的价值取向模式，新的应对方式的习得可能更具有挑战性。

在这一部分，为便于来访者理解，我们提出了具有可行性与趣味性的概念，使治疗师能更好地帮助来访者理解不同的应对方式特点，从而根据个体自身情况，习得适合自身特点的恰当的应对方式。

1. 热应对与冷应对　价值取向短程治疗创造性地提出了热应对与冷应对这两个概念[36]，将不同应对方式简单化以便于来访者理解，从而协助治疗师为来访者解释不同应对方式的区别，并使来访者对不同应对方式带来的影响有更直观的认识。

热应对是指情绪应对。习惯采取热应对的个体常具有追求完美、绝对化的思维模式，从而在事情发生前就开始过分地预期焦虑，甚至产生担忧、害怕、恐惧等情绪反应，进而易陷入不良的假设和推测之中。这种应对方式无异于“扬汤止沸”，容易使人陷入焦虑不安的情绪漩涡中，且大多数时间于事无补，越陷越深，痛苦不堪。

冷应对则是指问题应对。习惯采取冷应对的个体常抱有问题来了再解决的态度，并优先选择做眼前有意义的事情，正如成语中所说的“兵来将挡，水来土掩”。不过多地推测和假设，秉承着通过意识与边界意识，增强心理弹性，汇聚心理能量，专注于当下，以一种更为理智且洒脱的态度处理种种不可避免的应激事件。

可以说，在这一部分，治疗师的主要任务即是通过各种概念阐述及技巧训练，协助来访者将自身应对方式由热应对向冷应对逐渐转变，并发展出适合自己的恰当的应对方式。

2. 通过意识　通过意识在价值取向短程治疗中被具象为一个大大的字母标识“PASS”（图2-4），用以帮助来访者应对造成其情绪问题的生活事件。

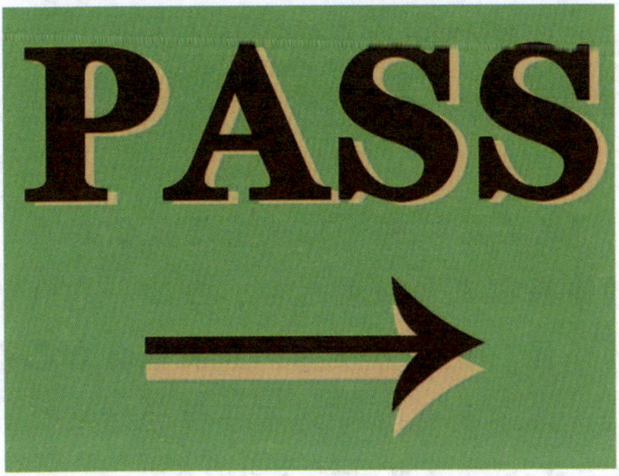

图2-4　让问题通过的标识

痛苦的过去、失败的经历、不完美的结局、失去与分离、对未来的担心……每个个体的人生中都会经历这样或那样不尽如人意的事情，未来也往往具有不确定性。但来访者常常对此无法释怀，以至反复回忆其中的细节或推测可能的不良结果，做出大量无意义的假设与推测，与各类负性事件发生连接，进而影响情绪和行为，引起失眠、焦虑、抑郁、恐惧、担心与害怕等，甚至出现反复思考和重复动作等强迫症状，严重干扰和影响其工作、学习和生活。

顾名思义，通过意识是指让过去不尽如人意的事情和经历“通过”，让不完美的事情“通过”，让偶尔的失误与挫折“通过”。通过意识其实也反映出一种和自己和解的心态，体现了个体的心理弹性，不仅适用于来访者自身，也同样适用于他人，即“不完美要求自己，也不完美要求别人”，让不足和不尽如人意的事情“PASS”。

下面是一段治疗师与来访者C（男性，42岁，个体经营者）的对话大意。

C：“我总是控制不住地去反复回想自己以前做错的事情以及失败的过程，每次一想到就痛恨自己的无能。我常常设想，如果当时自己能换一种做法，是不是就会得到不一样的结果？如果能多努力一些，是不是就能成功了？”

治疗师：“你对自己目前这种状态满意吗？你这

样反复地回想过去的错误对你的生活有影响吗？”

C：“不满意。这种反复纠结的状态对我的生活造成了很大的影响，我非常苦恼，总是烦躁并且忍不住发脾气。”

治疗师：“我理解你的困扰。你希望改变这种状况吗？”

C：“当然！但我不知道怎么做。”

治疗师：“我知道让你直接接纳现实有点难。但你清楚这是你对过去的、无法改变的事情，或者是对未来还没有来临的事情的担忧吗？”

C：“是的，我知道，但我无法控制自己为当初没有做好的事情而后悔或遗憾。”

治疗师：“你认同无论你还是我，我们都是社会中平凡的人吗？”

C：“认同，我们确实是平凡的人。”

治疗师：“既然我们都是平凡的人，我们就会有缺点和不足，就会有遗憾和不尽如人意之事。对吗？”

C：“是的，我们都不是完美的人。”

治疗师：“好的。让我们从一个小口令开始。跟我读‘PASS’。”

C：“PASS？”

治疗师：“对，‘P-A-S-S’，意思是‘通过’。

读出这个口令时，把它想象成马路上一个大大的标识，把那些过去的、无法改变的遗憾之事想象成一辆车，现在它堵在你前进的路上了。让它'PASS'，让它快速通过，你要往前走了。"

L："但这个事情发生过，就会有痕迹。"

治疗师："你说得对。它确实存在过，不需要否认这一点。有时过分地回避和否认是对它的另一种强化。应该不去管它，不去理它，承认它存在，并让它'通过'，做当下有意义的事。"

L："好吧，我尝试着做一下……"

3. "万能"的箱子（边界意识）（图2-5） 在价值取向短程治疗中，我们采用"一个上了锁的小木箱"来具象化

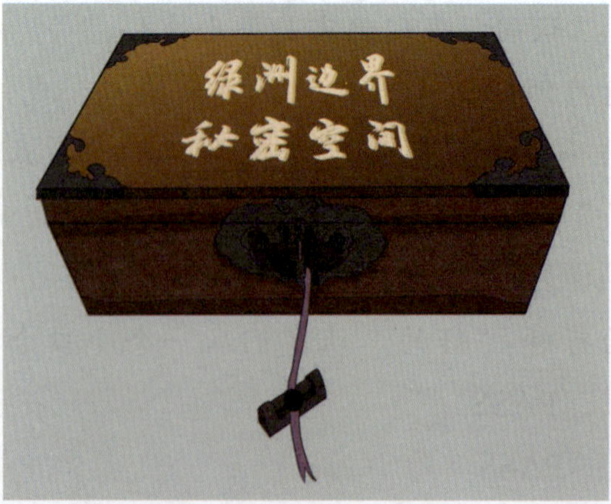

图2-5 "万能"的箱子

人际关系中的边界意识，用以应对来访者因此造成的困扰。

边界意识在维持健康的人际关系中有着十分重要的作用。以下几个常见的问题都与边界意识息息相关。

“我的父母总是管我管得很严格，让我觉得喘不过气来。”

“我的朋友为什么不能像我对待他一样完全坦诚地对待我？”

“我的伴侣为什么不愿意告知我她的所有秘密？”

“我爱我的孩子，为他殚精竭虑地安排一切，为什么他不能理解我的苦心，总想要任性生活呢？”

上述问题均是边界意识模糊的代表性体现。无论是亲人、爱人，抑或朋友，想要维持长久、稳定且舒适的人际关系，都需要注意边界。在关系建立的初期，边界的模糊或许有益于双方关系的快速升温，但任何打着“爱”的旗号长期侵犯和抹杀他人边界的行为，都最终会导致一段人际关系走向破裂。

我们将边界之内称为个体自我意识赖以留存和发展的“绿洲”。同时，这片“绿洲”也可以进一步具象为一个上了锁的“万能”的箱子。

通过这个具象化的概念，我们这样向来访者解释边界意识。

> “每个人心中都有一片他人难以踏足的‘绿洲’，就像我手中这个小木箱，我叫它‘万能’的箱子。箱子的壁就是我们心灵绿洲的边界，箱子上了锁，只有我们自己有钥匙，开放与闭合的主动权在我们自己手里。箱子里可以自由自在地存放许多‘东西’而不必担心他人的眼光：可以是美好的回忆、喜欢的人或事，当然也可以把不愉快的经历、讨厌的人或事丢进去。
>
> 好的，你拥有了这个箱子，保护好它，将它放在房间的某个地方，去做当前有意义的事情。同时，你也要允许别人拥有自己的箱子。很显然，打着任何旗号撬开别人的锁、挤压别人箱子空间的做法都是不可取的，最终必然会使一段人际关系走向恶化。”

当强迫症患者被强迫思维所困扰，无法做到不管它、不理它、让它存在、去做眼前的事时，我们也可以将“万能”的箱子介绍给他。在这里，箱子是一个辅助的道具，强迫症患者可以在脑海中想象有这么一个箱子，把自己的强迫观念与强迫思维放进箱子里，将注意力转移到当下，从而做到不管它、不理它、让它存在、做眼前的事[37]。

4.“遥控器”与“机器狗”　在来访者经常遭遇的人际关系问题中，预期/实际反馈问题也极为常见，它实际源于投射心理或控制欲。来访者常常向治疗师提出这样的疑问。

“我已经很努力了，为什么他们还是不理解/不喜欢我？”

“我对他那么好，他却常常不以为然，难道我的心意如此不值得被珍惜？”

“我总是付出更多的那一个，却常常得不到相应的回应，我该怎么办？”

“我在路上遇到他的时候对他微笑、打招呼，他竟然匆匆地离开了，他为何不理我，是对我有意见吗？”

这些疑问有时是针对自己的家庭成员，有时则针对自己的伴侣、朋友、同学或同事。在一段人际关系中，个体对另一方的预期反馈与获得的实际反馈常常存在偏差，从而导致个体感到失落与不解。

治疗师可以使用一只被遥控器控制的机器狗来协助来访者了解这一事实：每个人都是独立的个体，个体对外界的反应千差万别，这也是源于个体对外界的认知评价及应对方式的差别，因此，人与人的相处及互动模式也十分复杂。

人际交往中的互动反馈注定不会像大山里的回音一样即时且完全一致，更不是“遥控器”控制的“机器狗”，能够完全符合个体自身的预想与期盼的回应。与个体预期完全一致的回应往往是不存在的，我们也不可能要求所有人都喜欢自己。

同时，治疗师与来访者在互动中采用“遥控器”与“机器狗”这种具象化的行为试验，也可以用来象征亲子关系中控制型的成长模式，将在后续的家庭会谈模块中发挥重要作用。

5\. 心理能量系统　卡尔·古斯塔夫·荣格（Carl Gustav Jung）认为[38]，心理能量为人格发展所必需，是一种普遍的生物能量，是生命力的源泉，是个体对自己生命意志的直接经验及表达，不限于性本能能量，还包括欲望、意志、情感、注意、工作及学习力量等。心理能量是促使个体意识到自己的需求和主体性，驱使个体采取适当行为的动机、勇气、意志力及各种特征的情绪、情感等，其最常见的基本形式是性的本能和进取的能量。在这里，我们引用“心理能量”的概念，协助来访者构建出自己心中的“心理能量系统”。

我们可以用一个沙漏（图2-6）来向来访者演示心理能量系统：个体在现实环境中无时无刻不在接受应激事件的

挑战和洗礼，在应对各类应激事件的同时，也消耗着个体的内部资源，心理能量就如同沙漏中的细沙，不断流逝。个体需要及时不断地给自己补充“能量”，使系统维持平衡状态，这是个体保持积极心态和健康平衡状态的基础。

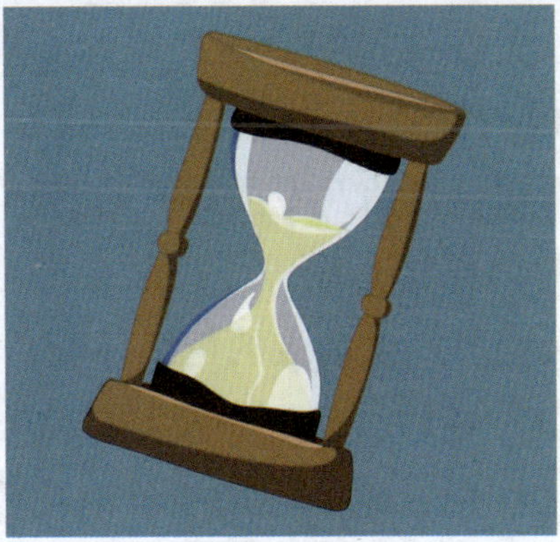

图2-6　沙漏

一般来说，原始心理能量通过在规则下满足自我需求（生存本能：规律饮食、睡眠、运动；延续种族本能：恋爱、结婚、生子、家庭生活、社交；自我防御本能：反抗、厌恶）、悦纳自己、爱自己等方式积蓄。

事实上，在日常生活中，无论个体进行何种活动，心理能量都在被不断消耗。治疗师向来访者演示不断流逝的沙漏，同时也需要提示来访者，我们无法使心理能量保持不变，但可以决定自身心理能量的消耗方式。

根据心理能量的消耗程度及情绪体验的获得，我们将个体活动简单区分为正性项目与负性项目。正性项目一般包括：规律的生活作息，适当锻炼，适当娱乐，积极且在适当范围内的工作、学习、生活等；负性项目一般包括：沉迷网络及游戏，不参与集体活动及透支或过度超负荷的工作、学习、生活等。

正性项目及负性项目均会消耗原始心理能量，但正性项目可产生积极的情绪体验，如适度的爱、喜悦、感激、宁静、兴趣、希望、自信及专注等，对身体产生正向作用，原始心理能量的消耗相对缓慢，甚至会产生一部分补充作用；而负性项目则可产生消极的情绪体验，如过度的烦躁、情绪低落、恐惧、嫉妒、怨恨、报复、贪婪及愤怒等，对身体会产生负性作用，原始心理能量消耗较快，有时甚至很快就将其消耗殆尽。

治疗师在向来访者介绍个体活动中的正性及负性项目时，需要结合来访者的身份及职业特征，在来访者出现疑问及不同意见时予以充分的尊重，并结合实际情况与来访者共同探讨适合其的正性项目，而不是在自身价值观念的基础之上做简单粗暴的划分及引导。

此外，在治疗过程中，治疗师常会发现相当一部分来访者习惯于将心理能量用于纠结过去、反复地推测假设、不断地对比等心理活动。这种情况下，治疗师也可以拿起沙漏，指出来访者此时的心理能量在被不断消耗，并提示来访者如果不改变这种状态，有限的心理能量将被快速耗竭，来访者自然就没有足以支撑自身正常学习、工作、生活的能量了，乏力、烦躁、失落、自责、后悔、愤怒等不适体验将会长久地伴随来访者，形成负性循环。

心理能量系统还可以被具象化为一个“银行账户”，意寓我们个体的身体“银行”：不仅仅是支取，还要注意适当存储、补充，保持平衡。

通过介绍心理能量系统，治疗师应引导来访者学会积蓄心理能量，减少不必要的能量耗竭，逐渐养成专注于当下的心理行为习惯。

调整价值取向及应对方式是一个艰难的过程，需要治疗师付出足够的耐心对来访者进行循序渐进的引导，同时也要始终对来访者抱有信心。

需要注意的是，当来访者逐渐向着内源性价值取向模式转变时，心理上更加自由的同时，也常常会出现种种纠结或思虑，使其止步不前。治疗师应对此有充分的心理准备和认识。从外源性价值取向模式转向内源性价值取向模式将促使来访者不得不淡化部分的“外界支持和认同”，转而寻求自我内心的强大。同时也意味着来访者必须自己做出选择，并为选择所产生的后果负责。这是一个艰难的历程，因此，来访者在治疗过程中出现停滞或退缩是完全可以理解的。了解了这一情况，价值取向短程治疗师需要密切关注来访者治疗过程中的状态，作为外界支持的一部分，不断鼓励来访者保持积极进取的心态进行尝试与改变。

五、模块5：问题呈现及解决——巩固正向思维

在前4个治疗模块中，治疗师在与来访者的互动模式中较为主动。自该模块起，治疗师逐渐启发来访者主动和积极参与互动，并通过行为试验等方式使来访者逐渐领悟或顿悟并付诸行动，逐渐构建建设性的价值取向及应对方式。

经过前4个模块的治疗，来访者对价值取向短程治疗的核心理念已经有了初步的理解。但新的理念从理解到接受，再到能够在工作、学习、生活中践行，还需要不断地实践强化。

在该模块中，治疗师需要逐渐引导来访者多发言、多反馈，鼓励来访者将近期遇到的具体或核心问题呈现出来，与来访者一同从价值取向、应对方式的角度探讨解决方法，并对其在实践过程中遇到的问题或困惑进行沟通交流。

我们可以使用表格辅助来访者梳理具体问题，表格的形式见表2-2。

表2-2　事件的价值取向模式及应对方式

时间	事件	价值取向模式	应对方式
目前的困惑：			

下面是一段治疗师与来访者W（女性，23岁，待业本科毕业生）的对话大意。

治疗师："最近生活中有没有遇到什么问题需要和我一起探讨？"

W："最近确实发生了一件事情……"（患者叙述事件始末）

治疗师："你把整个事件描述得很清楚，我大致明白了。那我们一起用这个表格来分析一下整个事件，可以吗？"

W："好的。"

来访者对照表格，自行分析填写整个事件过程中自己所采纳的价值取向模式及应对方式，治疗师在旁辅助。

治疗师："现在整个事件更清晰了。可以看到，在事件发生之初，你仍想要习惯性地按照自己之前的价值取向模式，迎合别人的评价，但很快你按照自己的真实意愿做出了调整。"

W："但我后面还是不小心变成了'热应对'，唉……"

治疗师："哪有一蹴而就的成功呢。你的进度已经非常快了，值得肯定！"

W："谢谢！其实我在行动之前对自己能不能

做到没有太大信心。”

治疗师：“（笑）看来你低估了自己的能力，以后要更加自信才对。可以看出这段时间你为了跳出自己的舒适区付出了极大的努力。继续加油！”

上述对话体现了该模块中治疗师的主要任务：结合具体问题强化正向思维，协助来访者巩固其建设性的价值取向，在实践中引导来访者主动思考不同情境下与现实和自身情况相适应的应对方式，提高其应对及解决问题的能力。

六、模块6：家庭会谈——构建家庭支持

我们感知世界的方式首先在家庭中形成雏形[39, 40]。从婴儿时期开始[40, 41]，在家庭中，我们区分自我与外界环境，我们了解人与人相处的方式，我们习得被赞许与不被赞许的行为，潜移默化中，父母及其他家庭成员将基于他们的理念的行为准则传递给我们，我们被不断塑造，在家庭中完成早期的社会化进程。正如人们常说的，家庭是孩子成长的摇篮，父母是孩子的第一任老师。家庭在孩子性格及价值系统构建中的作用毋庸置疑。上文曾提及，在某种意义上，将家庭教育方式视为个体价值取向形成的源头也不为过。

而这其实是一个双向塑造的过程：孩子成长与变化的过程中，家庭环境、亲子关系及代际传递等因素对孩子的心理行为塑造起着重要的作用；换个角度来说，孩子成长的过程也是整个家庭发展和适应的过程。

家庭关系中家庭成员的互动与支持对来访者调整价值取向模式具有重要意义，可对家庭中其他成员价值取向的构建与调整产生重要的影响。这正是价值取向短程治疗中家庭会谈模块的意义。

（一）会谈目标及形式

家庭会谈作为价值取向短程治疗中的模块之一，具有极为重要的作用，其目标较为明确：促进家庭成员间的互动，让爱在互动关系中流动；识别家庭模式，建立家庭成员之间的边界意识；调整家庭价值取向模式。

一般来说，在第3次个体治疗后，就可以开展家庭会谈，作为第3次治疗整体的一部分。

在个体治疗初期，治疗师就应提前与来访者约定家庭会谈开始的时间，并通过来访者或其他亲人向其家庭成员发出邀请，以便于来访者家庭成员做好参与会谈的准备。

家庭会谈时间的设置每次一般在15～20 min，相较于传统家庭治疗，时间较为有限。这要求治疗师要提前明确每次会谈的讨论焦点，并从最初的接待环节开始就保持敏锐的觉察力与较强的掌控力。

（二）会谈步骤

家庭会谈主要分为以下几个步骤。

1. 欢迎家庭成员的到来　由来访者为家庭成员选择座位顺序并依次落座，治疗师与家庭成员各自做简单的自我介绍。

在这一步骤中，治疗师的主要任务是对来访者家庭做出初步的了解与评估。评估的内容包括家庭类型、家庭生活周期及家庭结构等，必要时辅以相关量表测评。家庭类型包括两部分，即家庭人口类型和家庭权力结构类型。

（1）家庭人口类型：指家庭成员组成及数量。我国家庭人口类型一般包括以下6种。①核心家庭：以夫妻为核心及未成年子女组成的家庭；②主干家庭：以核心家庭成员及夫妻或一方的父母、直系长辈及未成年子女组成，如祖父母、外祖父母、叔姑舅姨等；③联合家庭：以核心或主干家庭及其他旁系亲属组成；④不完全家庭：夫妻关系残缺家庭，如单亲及父母双亡等；⑤重组家庭：再婚夫妻和前妻或/和前夫的子女，以及婚生或领养的子女等；⑥同居家庭：无婚姻关系而居住在一起及其血亲或领养子女等。

（2）家庭权力结构类型：指家庭成员之间在影响力、支配权及控制力方面的互动关系。一般家庭权力结构类型有以下4种。①传统型家庭：由传统习俗传承而来，如以父亲为权威人物；②工具型家庭：由经济能力等决定的权威，可因核心家庭成员能力的变化而产生权力转移；③分享型家庭：由家庭成员协商，据各自的兴趣和能力分享权利；④感情权威型家庭：由家庭感情生活中起决定作用的一方做决定。

（3）家庭生活周期：一般分为以下7种。①新婚家庭；②家庭中第1个孩子出生；③家庭中有学龄前儿童；④家庭中有学龄儿童；⑤家庭中有青少年；⑥孩子离家创业；⑦父母独处（空巢期）或退休家庭。

（4）家庭结构：一般分为以下4种。①权力结构：家里大小事通常由谁做主，家里有麻烦时，一般由谁提出解决办法；②角色结构：家庭各成员所承担的角色，各成员角色行为是否符合家庭的角色期望；③沟通过程：家庭氛围是否和谐快乐，家庭成员的想法或要求是否能直接表达出来，大家是否认真倾听；④价值观：家庭最主要的日常生活规范有哪些，各成员主要的行为方式有哪些，家庭成员如何看待吸烟、酗酒等行为，家庭成员之间是否相互支持、关心和彼此接纳等。

在来访者家庭进行自我介绍及简单交流后，治疗师可以从以上几个方面对来访者家庭做出初步的评估。必要时可以使用常用的相关量表来协助评估，如ProCidano与Heller家庭支持量表、家庭关怀度指数问卷（APGAR）

等[42-44]。经验丰富的治疗师经过以上步骤可以初步了解来访者家庭功能现状及从家庭中获得支持的情况。

2. 问题呈现 通过来访者的症状呈现探索家庭关系中存在的主要问题，其间给予每位成员发言的机会，通过家庭成员之间的互动模式观察来访者家庭成员关系中存在的问题、对问题的看法、心理感受及行为反应等。这一步骤中，治疗师的主要任务是尽可能引导家庭成员发言，并从以下几个方面观察家庭情况：家庭沟通过程、父母角色及有无家庭虐待等。

（1）观察家庭沟通过程：应主要观察各家庭成员在沟通时的反应，例如，谁总是先回答问题，谁总是做决定，谁总是保持沉默，对待某一问题，家庭各成员的情绪反应如何，有无提示家庭关系不良的表现。

在这一过程中，治疗师可能会发现：家庭成员互动中常常出现敌对伤害性语言；某家庭成员过于严肃；家规过于严格；问题总是由某一家庭成员回答，而其他成员多是附和；家庭成员之间交流很少；家庭互动中有成员常常被忽视等。治疗师需要对此加以关注并及时记录。

（2）观察父母角色：主要从以下几个方面入手。①父母情绪：胜任父母角色往往感到满意和愉快，不胜任者常出现烦躁、沮丧或无望，对孩子的表现感到失望、不满甚至愤怒。②父母与子女间互动方式：有良好抚养能力的父母对子女的反应及时，常与子女沟通；抚养能力不足的父母对子女的需求和反应迟钝，甚至不允许子女质疑或提出反对意见。③家庭中子女表现：有良好抚养能力的父母，子女往往健康快乐，有依附父母和爱的表达行为；抚养能力不足的父母，其子女可出现焦虑、抑郁、冷漠、孤独、独处等行为，甚至出现排斥父母或过度顺从等，很少出现依附父母的表现。

（3）注意是否存在家庭虐待：观察家庭成员有无受虐待的表现，如体表瘀血、软组织损伤、骨折等。虐待提示家庭成员间存在非建设性的家庭关系。

3. 情景重现　通过近期发生在来访者身上的事件促使家庭成员进行建设性交流，引导家庭成员依次发表意见，讨论应对方法。

这一步骤中，家庭关系的问题会自然而然地进一步呈现。治疗师的主要任务是观察并分析来访者家庭模式的特点及该家庭价值取向模式的特点。

接下来，我们将介绍价值取向失衡的来访者常经历的几种“问题家庭”模式。

（1）完美主义家庭

在你的家庭中，你的父亲、母亲或其他家长总是攀比，并且要求你去做超越你自己能力的事吗？

如果选择“是”，说明你可能处在“完美主义”的原生家庭中。

在这种家庭中成长起来的个体容易出现烦躁、担心、恐惧、害怕等情绪反应；甚至反复考虑问题，明知没有必要，却无法控制；总是要求自己“应该要……必须要……绝对要……”，事情就是做好了也一直处于紧绷状态难以放松；事情没做好则会自责、自卑及沮丧等。

该家庭中的父母或家长对自己、爱人和孩子要求凡事都要做好，不能犯错，一旦有不尽如人意的事情发生就难以接受，从而影响夫妻关系和亲子关系等。具有完美主义特点的人往往不懂得感激别人，认为他人做得再多、再好也是应该的。

对治疗师而言，与来访者互动以下三点很重要：①我们都是红尘中的一员，我们都可以犯错；②你已经做出了努力，你做得够好了；③我们既要接纳和肯定自己的优点，也要接纳自己的不足，与自己和解。

（2）过度高压的家庭

在你的家庭中，你的父亲、母亲或其他家长很少允许你说话，只有他们说。是这样吗？

如果选择“是”，说明你可能处在“过度高压”的原生家庭中。在这个家里只有他们说，很少或不允许你发言，因为这样你做了很多自己不愿意做的事情。

该家庭模式中的父母或家长如果长期这样高压对待一个外向的孩子，孩子往往会逆反，长大后可能出现行为偏差，用固执的表现来保护自己，以示对抗。在独立自主方面则会因过度谨小慎微、我行我素而感到孤独，自认为没有朋友。如果这样高压对待一个内向的孩子，孩子往往会退缩、逃避在自己的内心世界中，形成胆小怕事的处事风格。

对治疗师而言，与来访者互动以下三点很重要：①我们每个人都有自我选择的权利，你会逐渐成长起来的，可以做自己喜欢做的事；②经常对自己说："我可以……我需要……我能……"因为任何自己独立完成的事情，都会增加对自我的认同；③生命是你自己的，你有权利为自己负责，所以，你可以自己做出决定。

（3）过度溺爱的家庭

在你的家庭中，你的父亲、母亲或其他家长总是让你去做明知不可以做的事情，也就是总是顺着你的心意去做。是这样吗？

如果选择"是"，说明你可能处在"过度溺爱"的原生家庭中。

在这个家庭中，被溺爱的孩子往往任性、以自我为中心，多从自己的角度看问题。被溺爱的孩子，常常用愤怒来控制别人，以得到自己所要的结果。

对治疗师而言，与来访者互动以下三点很重要：①我们生活的这个世界并不是你自己的，这个世界不是跟着你转的；②我们的每一个愿望，不可能一一都能从别人那里得到满足，别人也是有界限的；③有些事情是不能做到、是不可以进行的。

（4）过度保护的家庭

在你的家庭中，你的父亲、母亲或其他家长总是过分担心你受到伤害，无论你做任何事都给予反复叮嘱，在你日常生活、学习、外出交友互动等层面处处给予保护，限制你自由发展的机会，不允许你试错。“捧在手里怕掉下，含在嘴里怕化掉”。你所处的家庭是这样吗？

如果选择“是”，说明你可能处在“过度保护”的原生家庭中。

生活在过度保护家庭中的个体，父亲或母亲以爱的名义剥夺了孩子独立自主的行动力、通过尝试而获得的价值感和安全感等。这样的孩子能体会到爱，也容易和别人发生联结，但往往胆小、幼稚、不成熟，因害怕失败而不敢尝试具有挑战性的事情。

对治疗师而言，与来访者互动以下三点很重要：①我们只有独立自主地不断尝试，才可能逐渐获得价值感及安全感，只要持之以恒，自己不断努力，最终一定能做到；②相信只要自己沉下心来去做眼前的事情，你一样有能力去做任何有意义的事情；③学习就是不断尝试和挑战自我的过程，不会的可以学。

（5）过度惩罚的家庭

在你的家庭中，你的父亲、母亲或其他家长总是不断地指责、讽刺、辱骂甚至动手打人，你做任何事情都看不惯，总是不断地挑毛病和指责，有时你甚至会觉得自己一无是处，所做的任何事情家长都不会满意。你所处的家庭是这样吗?

如果选择“是”，说明你可能处在“过度惩罚”的原生家庭中。

生活在过度惩罚的家庭中的个体要认识到，父亲、母亲或其他家长在他们自己生活的原生家庭中，往往也存在被家长过度惩罚的家庭环境和经历。尽管家长都不是“坏人”，但他们往往无法控制自己的情绪和行为，为了延伸自己在原生家庭中继承下来的“问题应对模式”，就会采用惩罚的手段解决问题，家长会不断地挑毛病和指责孩子，从而为自己惩罚孩子找到“理由或依据”。所以，我们要认识到家长也有局限性。

家长的惩罚性行为会对个体产生以下影响：一部分个体不认为自己做错了什么，但是自己的身体却遭受到了痛苦，以至于否定父母的做法，认为“我的家长是心狠手辣的人”，但同时意识到自己还要接受他们的抚养，于是内心会产生分裂及矛盾。表现为内心“痛恨”家长，表面上又很顺从和温顺，他们会认为这个世界是不可信的，因为连父母都不能信任。

而另一部分个体会选择相信家长是对的，即使被责骂，往往也选择忍受，从而减轻自己“犯错”后的内疚感。这样的孩子往往会吸收父母的所有指责，并告诉自己，“我不好，我有错，我罪有应得”。最终形成“我常常得罪父母”“我是个糟糕的人”等认识。

对治疗师而言，与来访者互动以下三点很重要：①常常对自己说：“我要善待自己、对自己仁慈，即使我做得不尽如人意，我也要仁慈地对待自己，同时也善待别人。”②当我长大做错事情的时候，内心深处可能会有个严厉的声音出来“指责”自己，这时我可以告诉自己，我要做个慈祥的家长，只有这样做，我以后才会对自己的孩子好，否则就很难做到善待自己和别人，这与我们做得“对”“错”无关。③小时候你无论做什么都是被责骂，但你自己还是认真地去做事情。所以，我们要呵护好自己，做自己的好“父母”，特别是要无条件地接纳自己，既接纳自己的优点，也接纳自己的不足，常常对自己说：“我可以，我很棒。”

（6）忽略孩子的家庭

在你的家庭中，你的父亲、母亲或其他家长总是很忙碌，整天匆匆忙忙出门，在家里很少能见到他们。或者家中有其他家庭成员，因兄弟姐妹多，与家长互动交流机会少。你所处的家庭是这样吗？

如果选择“是”，说明你可能处在“忽略孩子”的原生家庭中。

生活在这种家庭中的个体因常常被忽略而出现“竞争”“争强好胜”等心态和表现，目的是引起家长的关注，从而减轻自己的无价值感。对于外向的个体，往往会用大声说话或行为过头的举动等“夸张”表现来引起他人的注意，做些在现实环境中不恰当的行为来唤起别人的注意。健康而具有建设性的做法是增加自己的内在实力而被注意到。

对治疗师而言，与来访者互动以下三点很重要：①我们可以常常对自己说：“我是重要的，我会因为自己的存在而感到欣慰和美好，我可以接纳和爱自己，我是有价值的，因为我可以去做自己认为正确的事情。”从而体会到愉悦和快乐，而淡化或不需要外人的认同和赞许，包括自己的亲人。②我们能让（或控制）他人按照我们期待的回应方式来对待我们吗？答案显然是不可能的，既然不可能，那我们的期待就没有意义，这样理解你认同吗？③世界上没有完全相同的两片树叶，所以我们都是独一无二的生命。我就是我自己，我有我自己的风景和美丽。

（7）拒绝孩子的家庭

在你的家庭中，你的父亲、母亲或其他家长总是非常冷漠，即使是独生子女家庭，家长对孩子也亲近不起来，整个家庭环境中缺乏联结和互动。你所处的家庭是这样吗？

如果选择“是”，说明你可能处在“拒绝孩子”的原生家庭中。

生活在这种家庭中的个体，大多表现为冷漠、平淡、缺乏与别人互动和联结的能力。少数孩子在互动场合开始可能表现得非常热情、特别多事等，相处的时间久了，这些一开始特别热情的孩子可能会逐渐变得冷漠、嫉妒、固执甚至自闭等。在这种家庭中长大的个体，工作中可能不会出现太大的问题，但语言、行为、情绪等方面可能表现出冷漠的特点。该个体到了成家立业及婚姻阶段时就容易出现问题，在该阶段与人之间互动及爱的联结能力可能会受到影响。

对治疗师而言，与来访者互动以下三点很重要：①我们可以常常对自己说：“我可以表达爱也具有与别人联结的能力，并且也愿意接纳这种联结。”②我有亲近别人的权利，别人也有亲近我的权利。③规则之下，我们每一个人都有获得幸福的权利。因此，我们可以有需求。

（8）虐待型的家庭

在你的家庭中，你的父亲、母亲或其他家长是否经常外出打牌、饮酒、吸食精神活性物质等，是否经常外出很晚才回家，回到家里多数情况下容易发脾气、争吵、抱怨、辱骂甚至出现打人等暴力行为？或者小时候被亲人、熟人、父母的朋友、邻居等性侵过？你所处的家庭出现过以上情况吗？

如果出现过以上情况，说明你可能处在“虐待型”的原生家庭中。

研究资料显示[45-47]，大多数有暴力倾向的孩子都是在虐待型家庭中成长起来的，在这种家庭中成长起来的孩子，容易产生自卑、无助、逆反、孤独、说谎、固执、怨恨、畏惧、暴躁等心理。如果一个孩子经常挨打、挨骂，那么他（她）有可能会以破坏性的行为来引起别人的注意，且易出现噩梦、逃学、易怒、冲动、支配、控制、自我封闭、害怕犯错、完美主义、害怕尝试、有罪恶感、过早涉及性关系，像小大人一样承担大人的责任而失去童心的天性。

对治疗师而言，与来访者互动以下三点很重要：①我们可以尝试对自己说："这不是我的错，是虐待、伤害我的人错了，他们需要为此完全负责。"②这件事情的发生虽然不是我的错，但它已经在我身上发生了，对我造成了伤害和影响，我能做的就是让这件事不继续伤害我。我们无法改变过去已经发生的事情，但我们可以改变过去不尽如人意的事情对自己的影响。③这些事情曾对我造成很多伤害，但现在我已经长大了。我现在要做的就是负责与过去的痛苦经历告别，就从今天开始吧！

（9）矛盾型的家庭

在你的家庭中，你的父亲、母亲或其他家长是否经常出现激烈的冲突，原因常常是家庭生活琐事，如日常生活中的矛盾及教育孩子理念不一致等，逐渐出现家长关系不和、婆媳矛盾、夫妻长期冲突、吵闹甚至闹离婚等。这些矛盾使家庭中"火药味"很浓，鸡犬不宁。你所处的家庭出现过以上情况吗？

如果出现过以上情况，说明你可能处在"矛盾型"的原生家庭中。

生活在矛盾型家庭中的成员尤其是孩子，即使不支持任何一方，也会出现紧张、恐惧、担心、情绪低落、无愉快感，常常烦躁不安，难以静心学习。如果孩子加入某个阵营，帮助妈妈（爸爸）反对爸爸（妈妈），或采取“谁的话对我有利我就听谁的并与其站在一起”的行为方式，会使家庭成员之间的互动更加紊乱，对孩子健康成长更为不利。矛盾型家庭中的孩子容易出现早恋、厌学、自闭、两面性或矛盾情感和行为等，有的则会提前步入社会。矛盾型家庭可能会对个体或孩子的安全感、亲密感、责任感等构成影响。

对治疗师而言，与来访者互动以下三点很重要：①我们可以尝试对自己说：“爸爸、妈妈等家长们之间的关系是他们自己负责的，我只负责做好我自己，我不是家庭关系的拯救者，作为子女也需要与父母之间有边界。”②在家庭中我尽可能做到表里如一，我不需要去“扮演”不同的角色而讨好或影响他们，我要为自己而活。③爸爸、妈妈也是生活在红尘中的成员，他们各自也有局限性，所以，我不责怪他们，我要为自己负责，与他们保持边界，我不做他们关系下的受害者。

4. 讨论及总结　治疗师在指出问题并给予应对方式上的建议后，应将主动权交予来访者家庭本身，并与其一同进行讨论，引导各家庭成员进行总结。

（三）价值取向视角的工作焦点

经过总结发现，过分以外源性价值取向为主的来访者所经历的家庭教育方式通常有以下特点：①父母缺乏对孩子关于爱与价值的肯定表达，看不到孩子身上的闪光点；②父母自身被某种价值取向所裹挟，未能达成自我与外界的平衡，进而投射到子女的教育上，如存在对子女过高的期望、过分的指责等；③父母的过度关注与干涉使个体缺乏独立的空间和边界，产生无自主感及无价值感；④父母教育观念及价值取向不一致使来访者对双方认同感均下降，无所适从；⑤父母自身言行不一、唯我独尊、我行我素，未起到表率作用。

根据这些特点，价值取向短程治疗中家庭会谈的工作主要聚焦在以下几个方面。

1. 引导父母增加对孩子自身价值的肯定，使家庭成员间感受到爱的流动　父母无条件的价值肯定或许是个体内源性价值感建立的最初力量源泉。我们观察到，童年时期获得父母赞同与支持较多的个体更易达成自我接纳，进而发展出较高水平的自信。

同时，治疗师通过与家庭成员的互动，使父母对孩子的支持与评价尽量集中在对其真实的自我的认同，而淡化对其人格“面具”与外源性价值的过度关注。因为成人往往是被社会价值体系裹挟更多的一方，父母的爱某些时候在孩子眼中就仿佛变成了有条件的：我必须做得足够好，父母才会一如既往地爱我。这种体验通常还会伴随被抛弃、被孤立的感受，甚至自我抛弃，而想要重建这种丧失的人际支持与安全感将是十分困难的过程。我们可以建议父母尝试对孩子进行下述这样的表达。

“你生来自有价值，这种价值不能被外界的价值体系所定义，成就会让你显得光彩，失败也不会抹消你的善良、你对公平正义的追求、你对弱者的同情，没有人能抹消你人格中的闪光点，更不会抹消你对我的意义。无论怎样，我始终爱你。”

又或者是下述的表达。

“长相、身材、金钱、权力、车子、房子、成绩、成就……这些都只是评价一个人的个别维度。一个人的价值是不能被以上这些完全定义的，我们可以追求它们，但它们不是生活的全部。现在，我只希望你可以自信且快乐。”

2. 引导家庭成员增强边界意识，避免控制型成长模式　几乎所有来访者都会提及父母双方或其中一方对自己过高的期许及无尽的期待，过分的关注与干涉，或是极度的冷漠甚至虐待等。有时候，父母未竟的愿望构成了孩子感知和应对世界的一部分，他们通过这样一种投射的方式实现自身生活的完善。这都是家庭成员间边界意识淡薄的体现。

治疗师通过互动使父母逐渐领悟，无论以何种理由，都不应过分侵犯孩子的边界，这会造成个体成长中自我意志的缺失，催生出无自主感及无价值感。个体的成长完善需要一定的自主空间，父母坚持采取“遥控器”与“机器狗”的控制型成长模式，不仅会阻碍孩子的个体成长，也一定会导致亲子关系的僵化。

此外，治疗师通过互动使父母及家庭成员逐渐建立建设性的家庭关系，避免或减少给孩子“贴标签”，如“他是一个听话的孩子”“他总是很任性”“他不体谅父母”等。因为这意味着孩子在某种程度上是静态和一成不变的，似乎简单的几个形容词就能将他一言以蔽之，这显然不符合实际情况及成长性原则。同时，这也会将孩子置于某一类非主流的人群中，不利于其个性发展。

3. 扰动父母双方调整并尽量统一价值取向及教育观念 个体最初的价值体系及行为方式基本通过模仿照料者及受到奖赏/惩罚而逐渐形成。父母双方不一致的价值取向及教育观念给个体成长带来的不利影响常常被低估。

当父母双方在孩子面前发生分歧时，孩子常常尚未明白道理上的孰是孰非，就已经直接体会到了家庭关系不稳定带来的不安全感和惶恐。而当父母一方在孩子面前指责另一方时，他们设想的结果是孩子对自己的认同感提升，自己的价值在孩子身上得到了强化。但我们知道，实际的结果是：孩子出于天然的依恋常常会对被指责的一方产生同情甚至为其打抱不平，他（她）怎么能这么说母亲（父亲）呢？同时，也很难对某一方持有的观点毫无保留地完全接纳，因为这种指责常常是相互的，并在其面前交替上演。最终，个体对父母双方的认同感均下降，不知何去何从。

因此，治疗师在家庭会谈中一旦觉察到此类问题，就应适时指出，尝试扰动父母双方调整并尽量统一价值取向及教育观念（至少在孩子面前）。

家庭关系是相互的。除了对父母的提示，我们对孩子也有以下建议：①接纳我们的父母也是普通人。在他们本身具有的个性水平上与他们交往，而不是仅仅与他们的父母角色沟通。②以发展的眼光看待父母。漫长岁月将他们塑造成现在的样子，而他们此刻正在和你一起被继续塑造。多一些理解和包容，学着和他们一起成长。

七、模块7：总结——回顾分析

在这一模块中，治疗师与来访者需要从不同视角对之前个体治疗及家庭会谈的情况进行阶段性回顾总结，分析治疗过程中曾遭遇的困难及取得的进步，治疗师应给予来访者积极的鼓励及认同，增加来访者继续走出“舒适区”、摆脱“逃避心理和行为”的信心与勇气。

在回顾性会谈中，我们应与来访者一同明确以下内容。

1．重温最初设定的治疗目标及所呈现的问题。

2．来访者和治疗师是否认为治疗目标仍具有重要意义？

3．目标的进展如何？

4．来访者在治疗过程中出现了什么新问题？

5．哪些问题已经得到改善？

6．到目前为止，来访者对治疗和治疗师有什么看法？

7．治疗师采用的治疗方法在哪些方面对来访者是有帮助的？哪些方面是没有帮助的？

8．来访者是否希望治疗师在哪些方面有所调整？

9．讨论治疗目标或治疗关系中任何需要改变的方面。

10．制订下一步治疗目标及计划。

治疗师应提前1周告知来访者阶段性回顾总结的时间，以便来访者就上述问题进行思考。回顾性会谈的过程中，来访者及治疗师从不同视角提供意见，并最终达成一致，为下一步治疗奠定基础。

阶段性回顾总结一般每2～3周进行1次。

八、模块8：预防复发——复诊随访

治疗后期，治疗师可假设/模拟情境，与来访者共同探讨未来生活中可能遇到的困难，鼓励其分析自己所能想到的解决方法，并与来访者一同设置未来短期及长期的目标。

下面是一段治疗师与来访者H（女性，14岁，初三学生）的对话大意。

治疗师："就目前而言，你认为还有什么问题是亟待解决的吗？"

H："让我想想……目前好像是没有了，我觉得自己情绪还不错，也没有再出现什么消极的念头。"

治疗师："你现在是休学在家是吗？有没有打算回归校园呢？"

H："是的……说实话我不是特别想，不过作为学生，我肯定是要回到学校的，预计明年吧。"

治疗师："好的。你对未来的校园生活有信心吗？"

H："不是很有（笑）。我不知道自己能不能适应。"

治疗师："好的，别担心。让我们一起来假设一下，你觉得自己回到学校后可能会遇到什么样的问题？"

H："首先，因为休学我留级了，这可能会让我有一点落差，还有，新的班级、老师和同学会给我带来人际关系上的挑战……”

根据H的担忧，治疗师与她一同构建了种种情境，并引导她采用价值取向理念在假设的情境中一步步解决问题。

精神科医师则可根据患者的恢复情况，调整下一步的药物及心理治疗方案，定期指导患者复诊随访，以预防复发。

第三章

价值取向短程治疗与其他心理治疗技术

价值取向短程治疗（VBT）基于认知理论，吸纳了部分人本主义流派思想，创造性地选择“价值取向”作为心理治疗中的工作焦点，既具备短程心理治疗的各项优势，又结合了个体治疗与家庭会谈，弥补了部分短程心理治疗对来访者家庭环境及成长经历层面的忽视，较为综合、全面、平衡。本章将就临床应用及疗效方面对价值取向短程治疗做进一步介绍，并阐释其与其他心理治疗技术的区别。

一、价值取向短程治疗的疗效评估及应用

在过去几年的临床实践中，价值取向短程治疗呈现出显著的效果。现将现阶段的应用成果总结如下。

（一）价值取向短程治疗对伴有焦虑症状的重性抑郁障碍患者疗效的对照研究

该研究采用随机、双盲、对照的试验设计，招募来自新乡医学院第二附属医院的符合入组标准的伴有焦虑症状的重性抑郁障碍患者，分为3组：VBT组（35人，6周后脱落5人）、药物组（35人，6周后脱落5人）和药物联合VBT组（35人，6周后脱落4人）。于基线采集一般人口学资料，采用汉密尔顿抑郁量表（Hamilton depression scale，HAMD）评估患者抑郁症状的严重程度，汉密尔顿焦虑量表（Hamilton anxiety scale，HAMA）评估患者焦虑症状的严重程度。3组分别进行为期6周的治疗：VBT组仅进行VBT治疗，药物组仅口服盐酸曲唑酮片治疗，药物联合VBT组则进行曲唑酮联合VBT治疗。于第6周末再次进行HAMD、HAMA评估，根据量表评分结果变化对VBT的疗效进行验证。

研究结果显示：①治疗前，3组患者抑郁（HAMD评分）、焦虑（HAMA评分）水平差异均无统计学意义（$P>0.05$）。②治疗前、后，3组患者抑郁（HAMD评分）、焦虑（HAMA评分）水平差异均具有统计学意义（$P<0.05$），3种疗法均改善了患者的抑郁及焦虑症状。③治疗前、后，3组间HAMD减分值的差异具有统计学意义（$F=11.97$，$P<0.05$）。药物联合VBT组及VBT组HAMD评分均较

药物组下降更为显著（$P < 0.05$）。④治疗前、后，3组间HAMA减分值（$F = 8.91, P < 0.05$）差异具有统计学意义。药物联合VBT组及VBT组HAMA评分均较药物组下降更为显著（$P < 0.05$）。

通过该研究，我们可以得到以下结论：①VBT、曲唑酮治疗及曲唑酮联合VBT均能有效缓解伴有焦虑症状的重性抑郁障碍患者的抑郁症状和焦虑症状；②在改善抑郁、焦虑症状方面，无论是VBT还是曲唑酮联合VBT，效果均较单纯的曲唑酮治疗更明显，而VBT与曲唑酮联合VBT在改善患者抑郁、焦虑症状方面效果相当。

（二）价值取向综合干预对老年抑郁障碍者生活质量及主观幸福感的影响

该研究选择2018年1月至2019年9月新乡医学院第二附属医院收治的86例老年抑郁障碍患者为研究对象，根据治疗方法将患者分为观察组（44人）和对照组（42人）。对照组患者根据病情接受相应的常规药物治疗。观察组患者在对照组常规治疗基础上进行价值取向综合干预，包括一般性心理干预、认知干预、正念治疗及价值取向治疗，干预周期为3个月。分别于干预前、干预3个月时，采用简易应对方式问卷（simplified coping style questionnaire，SCSQ）评估患者在日常生活中遇到问题时所采取的态度和措施，包括积极应对和消极应对2个维度；采用世界卫生组织生存质量测定量表简表（World Health Organization quality of life-brief assessment，WHOQOL-BREF）评估患者的生存质量，包含总体生存质量及生理功能、心理功能、环境领域和社会关系4个领域；采用纽芬兰纪念大学幸福度量表（Memorial University of newfoundland scale of happiness，MUNSH）评估患者的主观幸福感，包含正性情感和负性情感2个维度。

研究结果显示：①对照组患者干预3个月时的积极应对和消极应对维度评分与干预前比较差异无统计学意义（$P>0.05$）；观察组患者干预3个月时的积极应对维度评分显著高于干预前，消极应对维度评分显著低于干预前（$P<0.05$）；干预3个月时，观察组患者的积极应对维度评分显著高于对照组，消极应对维度评分显著低于对照组（$P<0.05$）。②对照组患者干预3个月后的总体生存质量及生理功能、心理功能、社会关系、环境领域评分与干预前比较差异无统计学意义（$P>0.05$）；观察组患者干预3个月时的总体生存质量及生理功能、心理功能、社会关系、环境领域评分均显著高于干预前；干预3个月时，观察组患者的总体生存质量及生理功能、心理功能、社会关系、环境领域评分均显著高于对照组（$P<0.05$）。③对照组患者干预前与干预3个月的正性情感评分、负性情感评分、MUNSH 总分比较差异无统计学意义（$P>0.05$）；观察组患者干预3个月的正性情感评分、MUNSH 总分均显著高于干预前，负性情感评分显著低于干预前（$P < 0.05$）；观察组患者干预3个月的正性情感评分、MUNSH总分显著高于对照组，负性情感评分显著低于对照组（$P < 0.05$）。

该研究表明，在常规药物治疗的基础上，价值取向综合干预能帮助老年抑郁障碍患者正确应对抑郁情绪，显著提高其生活质量和主观幸福感。

（三）价值取向短程治疗的临床应用、推广及成果

自问世以来，价值取向短程治疗在临床应用中不断展现出良好的疗效，相关书籍陆续出版，治疗理念在全国范围内推广，惠及众多人群。

《新型冠状病毒肺炎全民心理健康实例手册》[48]一书由北京大学第六医院陆林院士、武汉大学人民医院王高华教授主编，其介绍了突发公共卫生事件时常见的心理变化、行为表现及其应对方式，鉴于不同人群心理表现及可实施干预方式的差别，对医护人员、感染者、感染者家属、社区群众等可能出现的心理问题结合案例有针对性地介绍了包括价值取向短程治疗在内的多种应对策略，满足不同人群的实际需求。

“突发应急事件公众心理应对指南”系列丛书[49]由新乡医学院第二附属医院王长虹教授主编，结合新型冠状病毒感染疫情期间不同特征人群出现的心理反应和问题，分别对突发应急事件下成人、老年人、儿童青少年、

大学生及特殊人群等不同人群的常见问题给予深入浅出的科学解释及应对策略指导，介绍了包含价值取向短程治疗在内的多种心理稳定技术，具有较强的针对性和实用性。

二、价值取向短程治疗与其他心理治疗技术的区别

（一）认知行为治疗

认知行为治疗（cognitive-behavioral therapy，CBT）是将认知治疗与行为治疗相整合的心理治疗方法。亚伦·特姆金·贝克（Aaron Temkin Beck）于1960年提出，认知因素对情感和行为起到决定性的作用，是刺激与反应之间的中介变量[50]。CBT通过识别患者的自动化思维，找出并纠正其不合理认知，以更为积极、健康的想法进行认知替代，同时对行为方面进行矫正和训练，从而改善患者的症状[51，52]。但CBT在临床实践中也存在着诸多客观问题，如治疗周期长、每次治疗耗时长、实施成本较高等。当患者伴有焦虑症状时，CBT的依从性较差，治疗效果往往不佳。价值取向短程治疗同样在认知层面工作，但创造性选取价值取向作为工作焦点，采用多种特有的具象化概念，且较少使用暴露等行为治疗方式，在伴有焦虑症状的来访者人群中表现出较好的依从性。

（二）精神动力学治疗

从精神分析-心理动力学的角度来看，抑郁、焦虑等心理问题通常是由于失去或受到伤害的经历而触发的，由于心理内部的冲突而无法适当地应对这些经历。背景通常是儿童创伤或其他压力导致的不安全依恋经历，并伴有过度对他人的依赖或对亲密关系的恐惧[53-56]。基于此，心理动力学治疗通过探索来访者的内心情感及人际交流中的行为，将患者过去的体验与现在的症状相联系，修通以往生活经历中导致心理发展受到阻碍的心理动力冲突，从而达到治疗目的[57]。价值取向短程治疗同样重视童年期经历及家庭教育背景对个体认知的影响，并将此作为重要的干预靶点。但价值取向短程治疗并不过分强调修通过去的经历，而是更加侧重于建议来访者将心理能量汇集于当下，提高对此时此刻的觉察与掌控，从而改善其心理状况。

（三）人际心理治疗

人际心理治疗（interpersonal psychotherapy，IPT）是一种针对抑郁障碍开发的短程心理治疗方法，治疗师关注情绪与人际事件之间的联系，专注于与近期抑郁症状发作或维持相关的离散人际关系问题[58-62]。IPT将悲伤、角色转换、角色争执和人际缺陷这4种可能的人际关系问题领域定义为潜在的治疗重点，致力于通过促进适应新的社会角色，提高沟通技巧和建立社会支持网络来帮助个人解决已识别的人际交往领域问题[58，61]。价值取向短程治疗同样关注情绪与人际事件之间的联系，并发展出多种具象化概念（如“万能”的箱子、遥控器与机器狗等）协助来访者解决人际关系中的困惑，但价值取向短程治疗并不聚焦于此，且不仅仅局限于对人际关系领域问题的解决，而是将目光拓展至个体发展与整体外界环境的关系之上，从调整价值取向模式入手，在整个治疗过程中自然而然解决人际关系问题。

（四）正念疗法

正念疗法近年来在以美国为代表的西方国家中逐渐兴起，它是对以正念为核心的各种心理疗法的统称。“正念”一词来源于佛教，强调有意识、不带评判地觉察当下，是佛教禅修的主要方法之一，西方学者提炼其概念及方法，发展出多种以正念为基础的心理疗法，如正念减压疗法、正念认知疗法、辩证行为疗法、接纳与承诺疗法等[63-65]。与正念疗法相似，价值取向短程治疗同样希望协助来访者将注意力凝聚于当下。但不同的是，正念疗法强调有意识、不带评判地觉察当下，从而获得此刻的平静；而价值取向短程治疗则致力于协助来访者了解当下真实的自我，在过程中允许其持有批判性眼光，且最终目标是达成对自我及现状的接纳，从而获得高水平自信，建立坚定且包容的价值取向模式，使来访者在不断变化的外界环境下仍能维持淡定、坦然的心境。

附　　录

附录1　重要概念阐释

一、外源性价值取向

外源性价值取向是价值取向短程治疗中的核心概念之一，是指在面对或处理各种矛盾、冲突、关系时，个体所表现出来的基本价值取向以周围环境、人际及社会关系等为主要依据，并容易受到外界多元因素的扰动和影响。在临床实践中，为了便于来访者理解，我们也会将外源性价值取向称为“周围价值取向”。以外源性价值取向为主的个体常呈现出过分关注社会价值排序、自身价值体系易被外界因素扰动、过分注重外界反馈在自我认知中的组成部分等特点。

二、内源性价值取向

内源性价值取向是与外源性价值取向相对的一个概念，

是指在面对或处理各种矛盾、冲突、关系时，主体所表现出来的基本价值取向以自我意识与自我体验为主要依据，价值感或信心的来源是对自我的认同，不易受到外界因素的影响或扰动。在临床实践中，为便于来访者理解，我们也将其称为“自我价值取向”。认知中内源性价值取向占主体地位的个体通常具有较高的自我接纳及自信水平、自身价值体系包容且稳定、淡化社会价值排序与外界评价、具有“权利意识”及清晰的自我导向等特点。

三、社会价值体系

众多复杂多样的价值观进行长期反复的整合和消解最终形成的体现一个社会价值理念的价值体系即为社会价值体系。任何社会的价值体系都是该社会价值观的集合体，是建立在该社会基本政治经济制度基础上的意识形态。社会的价值体系是一个包括核心价值体系和一般价值体系的完整的、内涵丰富的价值观系统，其构成具有层次性。核心价值观对其他层次的价值观起着支配性的作用，各个层次的价值观依据核心价值观来确定其内涵。各个层次的价值观互相影响、互相渗透，各个层次的具体价值观内涵会随着社会的发展和时代的变迁而调整或变化。

社会价值体系形成于无数个体的价值体系的作用，获得了独立的生命，反过来控制着个体价值体系的成长过程，把发展水平参差不齐的个性稳定在大致相同的水平上[66-68]。

在价值取向短程治疗理念中，社会价值体系是个体价值体系的重要来源及支撑，个体的充分发展必须借助于充分发展了的社会价值体系的托举。

四、社会价值排序

价值排序具有丰富的内涵指向，它不是指个别的价值，而是内含渗透在全部社会生活中的价值体系与价值结构，是一种道德主体进行道德判断、形成内在价值秩序、解决道德冲突的思维指向。在价值哲学的研究中，价值排序呈现于各种价值等级说、价值分类说、价值评判说中，同时也呈现于不同排序依据的哲学诠释中。马克斯·舍勒（Max Scheler）的价值等级说、尼古拉·哈特曼（Nicolai Hartmann）的价值分类说和约翰·杜威（John Dewey）的价值评判说是其中的重要代表。近20多年来对于价值排序进行研究的一系列学者尽管对于价值排序的研究进路和研究内容有所不同，但基本形成了以下共识[69]：①在价值体系中，价值存在等级、层次和类型的区分，存在着价值高低的序位问题；②价值序位的高低由不同的价值排序依据决定，持不同的依据者也决定了其主体不同的价值立场；③价值排序的研究视角和研究方法是当代价值哲学研究可供参考的一个新进路。

在价值取向短程治疗理念中，现代社会和现代人所面临的特殊的价值处境形成了特有的社会价值体系，所有身处社会环境下的个体行为都将被这个共有的社会价值体系所评判，而社会价值排序在这个系统的评判中自然形成，是个体外源性价值取向模式形成的主要来源。

五、权利意识

从法理学定义上看[70]，权利意识即意识到自己有与生俱来的作为人应当享有的各种权利，并能清晰地懂得权利的正当性、可行性和界限性，在法定范围内主张和行使自己的权利，勇敢地捍卫自己的权利，但是不可无视社会所能提供的物质条件和精神条件，以及社会的、他人的承受能力而盲目主张权利和超越法定权利界限而行为；同时，对一切合法的权利（包括个人的、集体的、国家的、人类的权利）给予同等的尊重和维护。

在价值取向短程治疗理念中，增强权利意识是培养个体内源性价值取向的重要途径。在不干扰和影响他人的情况下，在满足无伤害原则及规则之下，每个个体都有获得幸福的权利、对超出自身能力范围的事情有放弃的权利、面对违背本心的要求有拒绝的权利……价值取向治疗师致力于协助来访者远离那些“应该”与“不应该”，在规则允许的范围内，逐渐形成“我想……我能……我愿意……我可以……我需要……”等认知与行为习惯，“规则之下，自由飞翔”。

六、热应对与冷应对

热应对与冷应对是价值取向短程治疗提出的创造性概念，目的是将不同应对方式简单化以便于来访者理解，从而协助治疗师为来访者解释不同应对方式的区别，并使来访者对不同应对方式带来的影响有更直观的认识。

在价值取向短程治疗理念中，热应对是指情绪应对，指个体带着追求完美、绝对化的思维模式，在事情发生前就开始过分地预期焦虑，甚至产生担忧、害怕、恐惧等情绪反应，进而陷入不良的假设和推测之中；冷应对则是指问题应对，指个体常抱有问题来了再解决的态度，优先选择做眼前有意义的事情，不过多地推测和假设，专注于当下，以一种更为理智且洒脱的态度处理种种不可避免的应激事件。

七、边界意识

边界意识的内涵由四重规定构成[71-73]。首先，指以分化为基础的差别意识，承认人的生活世界的各个领域的相对分离性和断裂性，并因此所具有的相对自主性和自律性；其次，指有限意识或相对意识，承认每一个领域所具有的内在的有限性和相对性，强调恰恰因为这种有限性和相对性，每一个领域才获得了其自身的规定性；再次，指人的生活世界的每一个领域的自成目的性；最后，指“游戏规则”的非僭越性，每个领域的“游戏规则”不得越过各自领域的边界，去干涉其他领域的活动，去规范其他领域的存在、运动和生成，去充当其他领域的“权威”。

在价值取向短程治疗理念中，增强边界意识是解决来访者人际关系领域问题的重要工作焦点。治疗师需提示来访者，无论是亲人、爱人，还是朋友，想要维持长久、稳定且舒适的人际关系，都需要注意边界意识。在关系建立的初期，边界的模糊或许有益于双方关系的快速升温，但任何打着“爱”的旗号长期侵犯和抹杀他人边界的行为，都最终会导致一段人际关系走向破裂。此外，我们将边界之内称为“个体自我意识赖以留存和发展的‘绿洲’”，这片“绿洲”也可以进一步具象为一个上了锁的“万能”的箱子，用以强化边界的存在。

八、预期/实际反馈问题

预期/实际反馈问题是价值取向短程治疗特有的概念，用以向来访者展现人际关系中个体对另一方的预期反馈与获得的实际反馈常常存在偏差，从而导致个体感到失落不解的问题。价值取向治疗师常使用一只被遥控器控制的机器狗来协助来访者了解：由于个体对外界的认知评价及应对方式存在巨大差别，因此，人与人的相处及互动模式也十分复杂。人际交往中的反馈不是大山里的回音那么直接，更不是遥控下的电视机与机器狗，能够完全符合自己的预想与期盼。期待他人出现完全与自己的愿望一致的情绪及行为反应是不可能的，我们也不可能要求所有人都喜欢自己。

九、心理能量

在精神分析学说中，心理能量为人格发展所必需，是一种普遍的生物能量，是生命力的源泉，是个体对自己生命意志的直接经验及表达，不限于性本能能量，还包括欲望、意志、情感、注意、工作及学习力量等。心理能量是促使个体意识到自己的需求和主体性，驱使个体采取适当行为的动机、勇气、意志力及各种特征的情绪、情感等，其最常见的基本形式是性的本能和进取的能量。

在价值取向短程治疗理念中，我们引用了“心理能量”的概念，从价值取向角度出发阐述了心理能量的积蓄及消耗方式，用以协助来访者构建出自己心中的“心理能量系统”，引导来访者学会积蓄心理能量，减少不必要的能量耗竭，逐渐养成专注于当下的心理行为习惯。

附录2　常用心理测评量表

一、艾森克人格问卷（EPQ）

艾森克人格问卷是由英国心理学家艾森克夫妇编制的，1975年发表了最新修订本。

艾森克人格问卷共有90个题目，被试者以“是”或“否”作答。然后，按E、N、P、L4个量表记分。内外倾性E因素与中枢神经系统的兴奋、抑制强度有关；神经质N因素与自主神经系统的稳定性有关；精神质P因素与某些易发展为行为异常的心理特质有关；L为测谎量表，是后来加进去的效度量表，用以测定被试者的掩饰、假托或自身隐蔽倾向，或者测定其社会性朴实幼稚的水平。

（一）艾森克人格问卷（附表2-1）

指导语：下面列出了一些问题，请仔细阅读每一条，然后根据自己的实际情况在“是”或“否”的方格中任选一格，画一个钩“√”。回答没有好坏对错之分，故不要花费太多时间去思考。

附表2-1　艾森克人格问卷

	是	否
1. 你是否有广泛的爱好？	□	□
2. 你是否在做任何事情之前都要停下来思考一番？	□	□
3. 你的情绪时常波动吗？	□	□
4. 你曾有过明知是别人的功劳而你去受奖励的事吗？	□	□
5. 你是一个健谈的人吗？	□	□
6. 你曾经无缘无故地觉得自己“可怜”吗？	□	□
7. 你曾经有过贪心使自己多得分外的物质利益吗？	□	□
8. 晚上你是否小心地把门锁好？	□	□
9. 你是否比较活泼？	□	□
10. 当你看到小孩（或动物）受折磨时是否感到难受？	□	□
11. 你是否时常担心你会说出（或做出）不应该说（或做）的事？	□	□
12. 若你要做某事，是否不管有任何困难也要做到？	□	□
13. 在愉快的聚会中，你是否通常会尽情享受？	□	□
14. 你容易激动吗？	□	□
15. 你曾经做过将自己的过错推给别人的事吗？	□	□
16. 你喜欢会见陌生人吗？	□	□
17. 你是否相信参加储蓄是一种好办法？	□	□
18. 你的感情是否容易受到伤害？	□	□
19. 你是否想服用有奇异效果或危险作用的药物？	□	□
20. 你常有“厌倦”之感吗？	□	□
21. 你曾拿过别人的东西（哪怕是一针一线）吗？	□	□
22. 如果条件允许，你喜欢经常外出（旅游）吗？	□	□
23. 对你喜欢的人，你是否为取乐他（她）开过过头的玩笑？	□	□
24. 你是否常因“自罪感”而烦恼？	□	□
25. 你在谈论中是否有时不懂装懂？	□	□

续 表

	是	否
26. 你是否宁愿去看些书而不愿去多见人?	□	□
27. 有坏人想要害你吗?	□	□
28. 你认为自己"神经过敏"吗?	□	□
29. 你的朋友多吗?	□	□
30. 你是个忧虑重重的人吗?	□	□
31. 你在儿童时期是否立即听从大人的吩咐而毫无怨言?	□	□
32. 你是一个无忧无虑、逍遥自在的人吗?	□	□
33. 有礼貌、爱整洁对你很重要吗?	□	□
34. 你是否担心将会发生可怕的事情?	□	□
35. 在结识新朋友时，你通常是主动的吗?	□	□
36. 你觉得自己是个非常敏感的人吗?	□	□
37. 和别人在一起的时候，你是否不常说话?	□	□
38. 你是否认为结婚是个框框，应该废除?	□	□
39. 你有时有点自吹自擂吗?	□	□
40. 在一个沉闷的场合，你能给大家添点生气吗?	□	□
41. 慢腾腾开车的司机是否令你讨厌?	□	□
42. 你担心自己的健康吗?	□	□
43. 你是否喜欢讲笑话和谈论有趣的事?	□	□
44. 你是否觉得大多数事情对你都是无所谓的?	□	□
45. 你小时候曾经有过对父母鲁莽无礼的行为吗?	□	□
46. 你喜欢和别人打成一片，整天相处在一起吗?	□	□
47. 你失眠吗?	□	□
48. 你饭前必定洗手吗?	□	□
49. 当别人问你话时，你是否对答如流?	□	□
50. 你是否宁愿有富裕时间也喜欢早点动身去赴约会?	□	□

续 表

	是	否
51. 你经常无缘无故感到疲倦和无精打采吗？	□	□
52. 在游戏或打牌时你曾经作弊吗？	□	□
53. 你喜欢紧张的工作吗？	□	□
54. 你时常觉得自己的生活很单调吗？	□	□
55. 你曾经为了自己而利用过别人吗？	□	□
56. 你是否参加的活动太多，已超过自己可能分配的时间？	□	□
57. 是否有那么几个人时常躲着你？	□	□
58. 你是否认为人们为保障自己的将来而精打细算、勤俭节约所费的时间太多了？	□	□
59. 你是否曾经想过去死？	□	□
60. 若你确知不会被发现，你会少付人家钱吗？	□	□
61. 你能使一个联欢会开得成功吗？	□	□
62. 你是否尽力使自己不粗鲁？	□	□
63. 一件让你为难的事情过去之后，你是否会烦恼好久？	□	□
64. 你曾否坚持要按照你的想法办事？	□	□
65. 当你去乘火车时，你是否最后一分钟到达？	□	□
66. 你是否“神经质”？	□	□
67. 你常感到寂寞吗？	□	□
68. 你的言行总是一致的吗？	□	□
69. 你有时喜欢玩弄动物吗？	□	□
70. 有人对你或你的工作吹毛求疵时，是否容易伤害你的积极性？	□	□
71. 你去赴约会或上班时，曾否迟到？	□	□
72. 你是否喜欢周围有许多热闹和高兴的事？	□	□
73. 你愿意让别人怕你吗？	□	□
74. 你是否有时兴致勃勃，有时却很懒散不想动？	□	□

续 表

	是	否
75．你有时会把今天应做的事拖到明天吗？	□	□
76．别人是否认为你是生机勃勃的？	□	□
77．别人是否对你说过许多谎话？	□	□
78．你是否对有些事情易性急生气？	□	□
79．若你犯错误，是否都愿意承认？	□	□
80．你是一个整洁严谨、有条不紊的人吗？	□	□
81．在公园里或马路上，你是否总是把果皮或废纸扔到垃圾箱里？	□	□
82．遇到为难的事情，你是否拿不定主意？	□	□
83．你是否有过随口骂人的时候？	□	□
84．若你乘车或坐飞机外出时，你是否担心会碰撞或出意外？	□	□
85．你是一个爱交往的人吗？	□	□

（二）使用方法

1．各量表的具体含义

（1）内外向（E量表）：分数高表示人格外向，可能是好交际、渴望刺激和冒险、情感易于冲动；分数低表示人格内向，可能是好静，富于内省，除了亲密的朋友之外，对一般人缄默冷淡，不喜欢刺激，喜欢有秩序的生活方式，情绪比较稳定。

（2）神经质（N量表）：反映的是正常行为，与病症无关。分数高可能是焦虑、担心，常常郁郁寡欢、忧心忡忡，有强烈的情绪反应，以至于出现不够理智的行为。

（3）精神质（P量表）：并非暗指精神疾病，它在所有人身上都存在，只是程度不同。但如果某人表现出明显程度，则容易发展成行为异常。分数高可能是孤独，不关心他人，难以适应外部环境，不近人情，感觉迟钝，与别人不友好，喜欢寻衅搅扰，喜欢干奇特的事情，并且不顾危险。

（4）掩饰性（L量表）：测定被试者的掩饰、假托或自身隐蔽，或者测定其社会性朴实、幼稚的水平。L与其他量表的功能有联系，但它本身代表一种稳定的人格功能。

2. 记分方法

（1）E量表：内外向。第1、5、9、13、16、22、29、32 、35、40、43、46、49、53、56、61、72、76、85题答“是”和第26、37题答“否”的每题各得1分。

（2）N量表：神经质（又称“情绪性”）。第3、6、11、14、18、20、24、28、30、34、36、42、47、51、54、59、63、66、67、70、74、78、82、84题答“是”的每题各得1分。

（3）P量表：精神质（又称“倔强”）。第19、23、27、38、41、44、57、58、65、69、73、77题答“是”和第2、8、10、17、33、50、62、80题答“否”的每题各得1分。

（4）L量表：掩饰性。第12、31、48、68、79、81题答“是”和第4、7、15、21、25、39、45、52、55、60、64、71、75、83题答“否”的每题各得1分。

3. 结果分析

（1）E量表分：分数高于15分，表示人格外向，可能是好交际、渴望刺激和冒险、情感易于冲动；分数低于8分，表示人格内向，如好静、富于内省、不喜欢刺激、喜欢有秩序的生活方式、情绪比较稳定。

（2）N量表分：分数高于14分表示焦虑，常忧心忡忡、郁郁寡欢，有强烈的情绪反应，甚至出现不够理智的行为。低于9分表示情绪稳定。

（3）P量表分：分数高于8分表示可能是孤独，不关心他人，难以适应外部环境，不近人情，与别人不友好，喜欢寻衅搅扰，喜欢干奇特的事情，并且不顾危险。

（4）L量表分：分数高于18分，表示被试者有掩饰倾向，测验结果可能失真。

二、应对方式问卷（CAQ）

应对方式问卷由肖计划等人参照国内外应对研究的问卷内容及有关应对理论，根据我国文化背景编制而成。该问卷可以解释个体或群体的应对方式类型和应对行为特点，比较不同的个体或群体的应对行为差异，并且根据不同类型的应对方式还可以反映人心理发展成熟的程度。

（一）应对方式问卷（附表2-2）

指导语：本问卷的每个条目有两个答案“是”和“否”。请您根据自己的情况在每一条目后选择一个答案，如果选择“是”，则请继续对“有效”“比较有效”“无效”做出评估。

附表2-2　应对方式问卷

	是	否	比较有效	有效	无效
1. 能理智地应付困境					
2. 善于从失败中吸取经验					
3. 制订一些克服困难的计划并按计划去做					
4. 常希望自己已经解决了面临的困难					
5. 对自己取得成功的能力充满信心					
6. 认为“人生经历就是磨难”					
7. 常感叹生活的艰难					
8. 专心于工作或学习以忘却不快					
9. 常认为“生死有命，富贵在天”					
10. 常常喜欢找人聊天以减轻烦恼					
11. 请求别人帮助自己克服困难					
12. 常只按自己想的做，且不考虑后果					
13. 不愿过多思考影响自己情绪的问题					
14. 投身其他社会活动，寻找新寄托					
15. 常自暴自弃					
16. 常以无所谓的态度来掩饰内心的感受					
17. 常想“这不是真的就好了”					

续表

	是	否	比较有效	有效	无效
18. 认为自己的失败多系外因所致					
19. 对困难采取等待、观望、任其发展的态度					
20. 与人冲突，常因对方性格怪异引起					
21. 常向引起问题的人和事发脾气					
22. 常幻想自己有克服困难的超人本领					
23. 常自我责备					
24. 常用睡觉的方式逃避痛苦					
25. 常借娱乐活动来消除烦恼					
26. 常爱想些高兴的事自我安慰					
27. 避开困难以求心中宁静					
28. 为不能回避困难而懊恼					
29. 常用2种以上的办法解决困难					
30. 常认为没有必要那么费力去争成败					
31. 努力去改变现状，使情况向好的一面转化					
32. 借烟或借酒消愁					
33. 常责怪他人					
34. 对困难常采取回避的态度					
35. 认为“退后一步自然宽”					
36. 把不愉快的事埋在心里					
37. 常自卑、自怜					
38. 常认为这是生活对自己不公平的表现					
39. 常压抑内心的愤怒与不满					
40. 吸取自己或他人的经验去应对困难					
41. 常不相信那些对自己不利的事					
42. 为了自尊，常不愿让人知道自己的遭遇					

续 表

	是	否	比较有效	有效	无效
43. 常与同事、朋友一起讨论解决问题的办法					
44. 常告诫自己“能忍者自安”					
45. 常祈祷神灵保佑					
46. 常用幽默或玩笑的方式缓解冲突或不快					
47. 自己能力有限，只有忍耐					
48. 常怪自己没出息					
49. 常爱幻想一些不现实的事来消除烦恼					
50. 常抱怨自己无能					
51. 常能看到坏事中有好的一面					
52. 自感挫折是对自己的考验					
53. 向有经验的亲友、师长求教解决问题的方法					
54. 平心静气，淡化烦恼					
55. 努力寻找解决问题的办法					
56. 选择职业不当，是自己常遇挫折的主要原因					
57. 总怪自己不好					
58. 经常是看破红尘，不在乎自己的不幸遭遇					
59. 常自感运气不好					
60. 向他人诉说心中的烦恼					
61. 常自感无所作为而任其自然发展					
62. 寻求别人的理解和同情					

（二）使用方法

应对方式问卷有6个分量表，每个分表由若干个条目组成，每个条目只有2个答案，即“是”和“否”。计分分

2种情况：除B所列举的情况外，各个分量表的计分均为选择“是”得1分，选择“否”得0分，将每个项目得分相加，即得该分量表的量表分。在“解决问题”分量表中，条目19；在“求助”分量表中，条目36、39和42，选择“否”得1分，选择“是”得0分。因子分计算方法如下。

$$各分量表因子分=\frac{分量表单项条目分之和}{各分量表条目数}$$

应对方式问卷分量表条目构成见附表2-3。

附表2-3　应对方式问卷分量表条目构成

分量表	分量表条目构成编号
1. 解决问题	1、2、3、5、8、-19、29、31、40、46、51、55
2. 自责	15、23、25、37、39、48、50、56、57、59
3. 求助	10、11、14、-36、- 39、-42、43、53、60、62
4. 幻想	4、12、17、21、22、26、28、41、45、49
5. 退避	7、13、16、19、24、27、32、34、35、44、47
6. 合理化	6、9、18、20、30、33、38、52、54、58、61

三、自我接纳问卷

（一）自我接纳问卷（附表2-4）

指导语：以下列出了一些反映自我情感、态度或行为的陈述，请仔细阅读每一个条目，考虑一下它与你近X个月（或周）以来的实际情况是相同还是相反。尽量真实准确地回答，但没有必要每一条都刻意花很多时间。

附表2-4　自我接纳问卷

	A 非常相同	B 基本相同	C 基本相反	D 非常相反
*1. 我内心的愿望从不敢说出来				
2. 我几乎全是优点和长处				
3. 我认为异性肯定会喜欢我的				
*4. 我总是因害怕做不好而不敢做事				
5. 我对自己的身材、相貌感到很满意				
6. 总的来说，我对自己很满意				
*7. 做任何事情只有得到别人的肯定我才放心				
*8. 我总是担心会受到别人的批评或指责				
9. 学新东西时我总比别人学得快				
10. 我对自己的口才感到很满意				
*11. 做任何事情之前我总是预想到自己会失败				
12. 我能做好自己所有的事情				
*13. 我认为别人都不喜欢我				
*14. 我总担心自己会惹别人不高兴				
15. 我很喜欢自己的性格特点				
16. 我总是担心别人会看不起我				

注：*需反向评分。

（二）使用方法

自我接纳问卷主要是用来对被试的自我接纳特征进行测量和评定，共有16个条目（每个因子各由8个条目组成）。每个条目采用4级评分：A. 非常相同；B. 基本相同；C.基本相反；D.非常相反。各条目评分结果“A、B、C、D”的数值：在正向评分的条目中其分值依次为4、3、2、1分，在反向评分的条目中则依次为1、2、3、4分。自我评价8个条目的累加分作为自我评价因子的得分，自我接纳8个条目的累加分作为自我接纳因子的得分，两因子评分之和作为总量表分。总量表分在16～64分，各因子分在8～32分。总量表得分越高，表明被试者的自我接纳程度越高；反之则越低。

四、90项症状清单（SCL-90）

90项症状清单（symptom checklist-90，SCL-90）由德若伽提斯（L.R. Derogatis）编制（1975年），表的编制可追溯到在康奈尔医学指数（Cornell medical index，CMI）的基础上，由帕洛夫（M.B. Parloff）制定的评定心理治疗并经弗兰克（J.D. Frank）修改的不适量表（discomfort scale）。后来德若伽提斯以他编制的Hopkin's症状清单为基础编制SCL-90。此表包括90个项目。曾有58项版本及35

项简本，本书介绍90个项目的版本。此表包含比较广泛的精神病症状学内容，如思维、情感、行为、人际关系、生活习惯等。

（一）症状自评量表（附表2-5）

附表2-5　90项症状清单

	没有	很轻	中等	偏重	严重
1. 头痛	□	□	□	□	□
2. 神经过敏，心中不踏实	□	□	□	□	□
3. 头脑中有不必要的想法或字句盘旋	□	□	□	□	□
4. 头晕或晕倒	□	□	□	□	□
5. 对异性的兴趣减退	□	□	□	□	□
6. 对旁人责备求全	□	□	□	□	□
7. 感到别人能控制你的思想	□	□	□	□	□
8. 责怪别人制造麻烦	□	□	□	□	□
9. 记忆力差	□	□	□	□	□
10. 担心自己衣饰的整齐及仪态的端正	□	□	□	□	□
11. 容易烦恼和激动	□	□	□	□	□
12. 胸痛	□	□	□	□	□
13. 害怕空旷的场所或街道	□	□	□	□	□
14. 感到自己的精力下降，活动减慢	□	□	□	□	□
15. 想结束自己的生命	□	□	□	□	□
16. 听到旁人听不到的声音	□	□	□	□	□
17. 发抖	□	□	□	□	□
18. 感到大多数人都不可信任	□	□	□	□	□

续　表

	没有	很轻	中等	偏重	严重
19. 胃口不好	□	□	□	□	□
20. 容易哭泣	□	□	□	□	□
21. 同异性相处时感害羞、不自在	□	□	□	□	□
22. 感到受骗，中了圈套或有人想抓住你	□	□	□	□	□
23. 无缘无故地突然感到害怕	□	□	□	□	□
24. 自己不能控制地大发脾气	□	□	□	□	□
25. 怕单独出门	□	□	□	□	□
26. 经常责怪自己	□	□	□	□	□
27. 腰痛	□	□	□	□	□
28. 感到难以完成任务	□	□	□	□	□
29. 感到孤独	□	□	□	□	□
30. 感到苦闷	□	□	□	□	□
31. 过分担忧	□	□	□	□	□
32. 对事物不感兴趣	□	□	□	□	□
33. 感到害怕	□	□	□	□	□
34. 我的感情容易受到伤害	□	□	□	□	□
35. 旁人能知道你的私下想法	□	□	□	□	□
36. 感到别人不理解你、不同情你	□	□	□	□	□
37. 感到人们对你不友好、不喜欢你	□	□	□	□	□
38. 做事必须做得很慢以保证做得正确	□	□	□	□	□
39. 心跳得很厉害	□	□	□	□	□
40. 恶心或胃部不舒服	□	□	□	□	□
41. 感到比不上他人	□	□	□	□	□
42. 肌肉酸痛	□	□	□	□	□
43. 感到有人监视你、谈论你	□	□	□	□	□

续 表

	没有	很轻	中等	偏重	严重
44. 难以入睡	□	□	□	□	□
45. 做事必须反复检查	□	□	□	□	□
46. 难以做出决定	□	□	□	□	□
47. 怕乘电车、公共汽车、地铁或火车	□	□	□	□	□
48. 呼吸有困难	□	□	□	□	□
49. 一阵阵发冷或发热	□	□	□	□	□
50. 因为感到害怕而避开某些东西、场合或活动	□	□	□	□	□
51. 脑子变空了	□	□	□	□	□
52. 身体发麻或刺痛	□	□	□	□	□
53. 喉咙有梗塞感	□	□	□	□	□
54. 感到没有前途、没有希望	□	□	□	□	□
55. 不能集中注意力	□	□	□	□	□
56. 感到身体某一部分软弱无力	□	□	□	□	□
57. 感到紧张或容易紧张	□	□	□	□	□
58. 感到手或脚发重	□	□	□	□	□
59. 想到死亡的事	□	□	□	□	□
60. 吃得太多	□	□	□	□	□
61. 当别人看着你或谈论你时感到不自在	□	□	□	□	□
62. 有些不属于你自己的想法	□	□	□	□	□
63. 有想打人或伤害他人的冲动	□	□	□	□	□
64. 醒得太早	□	□	□	□	□
65. 必须反复洗手、点数目或触摸某些东西	□	□	□	□	□
66. 睡得不稳、不深	□	□	□	□	□
67. 有想摔坏或破坏东西的冲动	□	□	□	□	□
68. 有一些别人没有的想法或念头	□	□	□	□	□
69. 感到对别人神经过敏	□	□	□	□	□

续　表

	没有	很轻	中等	偏重	严重
70. 在商店或电影院等人多的地方感到不自在	□	□	□	□	□
71. 感到任何事情都很困难	□	□	□	□	□
72. 一阵阵恐惧或惊恐	□	□	□	□	□
73. 感到在公共场合吃东西很不舒服	□	□	□	□	□
74. 经常与人争论	□	□	□	□	□
75. 单独一人时神经很紧张	□	□	□	□	□
76. 别人对你的成绩没有做出恰当的评价	□	□	□	□	□
77. 即使和别人在一起也感到孤独	□	□	□	□	□
78. 感到坐立不安、心神不定	□	□	□	□	□
79. 感到自己没有什么价值	□	□	□	□	□
80. 感到熟悉的东西变得陌生或不像是真的	□	□	□	□	□
81. 大叫或摔东西	□	□	□	□	□
82. 害怕会在公共场合晕倒	□	□	□	□	□
83. 感到别人想占你的便宜	□	□	□	□	□
84. 为一些有关性的想法而很苦恼	□	□	□	□	□
85. 你认为应该为自己的过错受到惩罚	□	□	□	□	□
86. 感到要赶快把事情做完	□	□	□	□	□
87. 感到自己的身体有严重问题	□	□	□	□	□
88. 从未感到和其他人很亲近	□	□	□	□	□
89. 感到自己有罪	□	□	□	□	□
90. 感到自己的脑子有毛病	□	□	□	□	□

（二）使用方法

1. 评定时间　可以评定一个特定的时间，通常是评定

1周以来的时间。

2. 评定方法　分为5级评分（0～4级），0＝从无，1＝轻度，2＝中度，3＝相当重，4＝严重。有的也用1～5级评分，在计算实得总分时，应将所得总分减去90。SCL-90除了自评外，也可以作为医师评定患者症状的一种方法。

3. 分析统计标准

（1）总分：①总分是90个项目所得分之和；②总症状指数（general symptomatic index），国内称总均分，是将总分除以90；③阳性项目数是指评为1～4分的项目数，阳性症状痛苦水平（positive symptom distress level）是指总分除以阳性项目数；④阳性症状均分是指总分减去阴性项目（评为0的项目）总分，再除以阳性项目数。

（2）因子分：SCL-90包括9个因子，每一个因子反映出患者的某方面症状痛苦情况，通过因子分可了解症状分布的特点。因子分计算方法是组成某一因子的各项目总分除以组成某一因子的项目数。

五、汉密尔顿焦虑量表（HAMA）

汉密顿焦虑量表由汉密尔顿（Hamilton）于1959年编制。它是精神科临床中常用的量表之一。本量表包括14个项目。由量表协作组（蔺国宪、朱昌明等）于1986年进行分析、评定、修订中国常模。由医师对患者进行评价，也是国内使用十分广泛的量表。HAMA所有项目采用5级评分法。各级的标准为：无症状、轻、中等、重、极重。

（一）汉密尔顿焦虑量表（附表2-6）

附表2-6　汉密尔顿焦虑量表

项目	评定内容	得分				
		无	轻	中	重	较重
1. 焦虑心境	担心、担忧、感到有最坏的事情将要发生，容易激惹	0	1	2	3	4
2. 紧张	紧张感、易疲劳、不能放松、情绪反应、易哭、颤抖、感到不安	0	1	2	3	4
3. 害怕	害怕黑暗、陌生人、一人独处、动物、乘车或旅行及人多的场合	0	1	2	3	4
4. 失眠	难以入睡、易醒、睡得不深、多梦、梦魇、夜惊、醒后感到疲倦。	0	1	2	3	4
5. 认知功能	或称记忆、注意障碍，注意力不能集中，记忆力差	0	1	2	3	4
6. 抑郁心境	丧失兴趣、对以往爱好缺乏快感、抑郁、早醒、昼重夜轻	0	1	2	3	4
7. 躯体性焦虑（肌肉系统症状）	肌肉酸痛、活动不灵活、抽动，肢体抽动，牙齿打颤，声音发抖	0	1	2	3	4
8. 感觉系统症状	视物模糊、发冷、发热、软弱无力感、浑身刺痛	0	1	2	3	4
9. 心血管系统症状	心动过速、心悸、胸痛、血管跳动感、晕倒感、心搏脱漏	0	1	2	3	4

续 表

项目	评定内容	得分				
		无	轻	中	重	较重
10. 呼吸系统症状	胸闷、窒息感、叹息、呼吸困难	0	1	2	3	4
11. 胃肠道症状	吞咽困难、嗳气、消化不良（进食后腹痛、胃部烧灼感、腹胀、恶心、胃部饱感）、肠动感、肠鸣、腹泻、体重减轻、便秘	0	1	2	3	4
12. 泌尿生殖系统症状	尿意频繁、尿急、停经、性冷淡、过早射精、勃起障碍、阳痿	0	1	2	3	4
13. 自主神经系统症状	口干、潮红、苍白、易出汗、易起“鸡皮疙瘩”、紧张性头痛、毛发竖起	0	1	2	3	4
14. 会谈时行为表现	①一般表现：紧张、不能松弛、忐忑不安、咬手指、紧紧握拳、摸弄手帕、面部肌肉抽动、不停顿足、手发抖、皱眉、表情僵硬、肌张力高、叹息样呼吸、面色苍白；②生理表现：吞咽，打嗝，安静时心率快、呼吸快（20次/分以上），腱反射亢进，震颤，瞳孔放大，眼睑跳动，易出汗，眼球突出	0	1	2	3	4

（二）使用方法

1. 总分　能较好地反映病情严重程度。总分超29分，可能为严重焦虑；21～29分，肯定有明显焦虑；14～20分，肯定有焦虑；7～13分可能有焦虑；如果小于6分，患者就没有焦虑症状。

2. 因子分析　HAMA分躯体性和精神性两大类因子

结构。①躯体性焦虑（somatic anxiety）：由肌肉系统症状、感觉系统症状、心血管系统症状、呼吸系统症状、胃肠道症状、泌尿生殖系统症状和自主神经系统症状7项组成；②精神性焦虑（psychic anxiety）：由焦虑心境、紧张、害怕、失眠、认知功能、抑郁心境及会谈时行为表现7项组成。

通过因子分析，不仅可以具体反映患者的精神病理学特点，也可以反映症状群的治疗结果。

六、汉密尔顿抑郁量表（HAMD）

汉密尔顿抑郁量表由汉密尔顿（Hamilton）于1960年编制。用于反映与被试者抑郁状态有关的症状及其严重程度和变化。为临床心理学诊断、治疗及病理心理机制的研究提供科学依据。是临床上评定抑郁状态时用得最普遍的量表。

（一）汉密尔顿抑郁量表（附表2-7）

附表2-7　汉密尔顿抑郁量表

项目	评分标准	无	轻度	中度	重度	极重度
抑郁情绪	1．只在问到时才叙述 2．在访谈中自发地描述 3．不用言语也可以从表情、姿势、声音或欲哭中流露出这种情绪 4．患者的自发言语和非语言表达（表情、动作）几乎完全表现为这种情绪	0	1	2	3	4

续　表

项目	评分标准	无	轻度	中度	重度	极重度
有罪感	1. 责备自己，感到自己已连累他人 2. 认为自己犯了罪，或反复思考以往的过失和错误 3. 认为目前的疾病是对自己错误的惩罚，或有罪恶妄想 4. 罪恶妄想伴有指责或威胁性幻想	0	1	2	3	4
自杀	1. 觉得活着没有意义 2. 希望自己已经死去，或常想与死亡有关的事 3. 消极观念（自杀念头）	0	1	2	3	4
入睡困难	1. 主诉入睡困难，上床半小时后仍不能入睡（要注意平时患者入睡的时间） 2. 主诉每晚均有入睡困难	0	1	2	3	4
睡眠不深	1. 睡眠浅，多噩梦 2. 半夜（晚12点以前）曾醒来（不包括如厕）	0	1	2	3	4
早醒	1. 有早醒，比平时早醒1 h，但能重新入睡（应排除平时的习惯） 2. 早醒后无法重新入睡	0	1	2	3	4
工作和兴趣	1. 提问时才诉说 2. 自发地直接或间接表达对活动、工作或学习失去兴趣，如感到无精打采，犹豫不决，不能坚持或需强迫自己去工作或劳动 3. 活动时间减少或成效下降，住院患者每天参加病房劳动或娱乐不满3 h 4. 因目前的疾病而停止工作，住院患者不参加任何活动或者没有他人帮助便不能完成病室日常事务（注意不能只要住院就打4分）	0	1	2	3	4

续 表

项目	评分标准	无	轻度	中度	重度	极重度
阻滞	1．精神检查中发现轻度阻滞 2．精神检查中发现明显阻滞 3．精神检查进行困难 4．完全不能回答问题（木僵）	0	1	2	3	4
激越	1．检查时有些心神不定 2．明显心神不定或小动作多 3．不能静坐，检查中曾起立 4．搓手，咬手指、头发、嘴唇	0	1	2	3	4
精神焦虑	1．问及时诉说 2．自发地表达 3．表情和言谈流露出明显忧虑 4．明显惊恐	0	1	2	3	4
躯体性焦虑	1．轻度 2．中度，有肯定的上述症状 3．重度，上述症状严重，影响生活或需要处理 4．严重影响生活和活动	0	1	2	3	4
胃肠道症状	1．食欲减退，但不需要他人鼓励便可自行进食 2．进食需他人催促或请求和需要应用泻药或助消化药	0	1	2	3	4
全身症状	1．四肢、背部或颈部沉重感，背痛、头痛、肌肉疼痛、全身乏力或疲倦 2．症状明显	0	1	2	3	4
性症状	1．轻度 2．重度 3．不能肯定，或该项对被评者不适合（不计入总分）	0	1	2	3	4

续 表

项目	评分标准	无	轻度	中度	重度	极重度
疑病	1．对身体过分关注 2．反复考虑健康问题 3．有疑病妄想 4．伴幻觉的疑病妄想	0	1	2	3	4
体重减轻	1．按病史评定 （1）患者诉可能有体重减轻 （2）肯定体重减轻 2．按体重记录评定 （1）1周内体重减轻超过0.5 kg （2）1周内体重减轻超过1.0 kg	0	1	2	3	4
自知力	1．知道自己有病，表现为忧郁 2．知道自己有病，但归咎伙食太差、环境问题、工作过忙、感染或需要休息 3．完全否认有病	0	1	2	3	4
总分						

（二）使用方法

评分标准：＜7分，没有抑郁；≥17分，可能是轻或中度的抑郁；≥24分，可能为严重抑郁。

七、焦虑自评量表（SAS）

焦虑自评量表（self-rating anxiety scale，SAS）是一种相当简便的分析患者主观焦虑状态的临床工具。能较准确地反映有焦虑倾向的精神病患者的主观感受。焦虑是心理咨询门诊中较常见的一种情绪障碍，SAS已成为咨询门诊中了解焦虑症状的一种效度高、方法简便、易于分析的可取的评定手段之一。

（一）焦虑自评量表（附表2-8）

附表2-8 焦虑自评量表

评定项目	很少有	有时有	时间有大部分	时间有绝大多数
1. 我感到比往常更加神经过敏和焦虑	1	2	3	4
2. 我无缘无故感到担心	1	2	3	4
3. 我容易心烦意乱或感到恐慌	1	2	3	4
4. 我感到我的身体好像被分成几块，支离破碎	1	2	3	4
5. 我感到事事都很顺利，不会有倒霉的事情发生	4	3	2	1
6. 我的四肢抖动和震颤	1	2	3	4
7. 我因头痛、颈痛和背痛而烦恼	1	2	3	4
8. 我感到无力而且容易疲劳	1	2	3	4
9. 我感到很平静，能安静坐下来	4	3	2	1
10. 我感到我的心跳较快	1	2	3	4
11. 我因阵阵的眩晕而不舒服	1	2	3	4
12. 我有阵阵要晕倒的感觉	1	2	3	4
13. 我呼吸时进气和出气都不费力	4	3	2	1
14. 我的手指和脚趾感到麻木和刺痛	1	2	3	4
15. 我因胃痛和消化不良而苦恼	1	2	3	4
16. 我必须时常排尿	1	2	3	4

续 表

评定项目	很少有	有时有	时间有大部分	时间有绝大多数
17. 我手总是温暖而干燥	4	3	2	1
18. 我觉得脸发热、发红	1	2	3	4
19. 我容易入睡，晚上休息很好	4	3	2	1
20. 我做噩梦	1	2	3	4

（二）使用方法

采用1～4分制记分，评定时间为过去1周内。统计方法为将各题得分相加，再乘以1.25，四舍五入取整数，得到标准分。标准分的临界值为50，分值越高，抑郁倾向越明显。SAS的20个项目中，第5、9、13、17、19条5个项目的计分，必须反向计算。

八、抑郁自评量表（SDS）

抑郁自评量表（self-rating depression scale，SDS）由威廉庄教授（William W.K. Zung）于1965年编制，为美国教育卫生福利部推荐的用于精神药理学研究的量表之一。由量表协作研究组张明园、王春芳等于1986年对我国1340例正常人进行分析、评定、修订中国常模。该量表因使用简便，应用颇广。

（一）抑郁自评量表（附表2-9）

附表2-9　抑郁自评量表

	偶有	少有	常用	持续
1．我感到情绪沮丧	1	2	3	4
2．我感到早晨心情最好	4	3	2	1
*3．我要哭或想哭	1	2	3	4
4．我夜间睡眠不好	1	2	3	4
*5．我吃饭像平时一样	4	3	2	1
*6．我的性功能正常	4	3	2	1
7．我感到体重减轻	1	2	3	4
8．我为便秘而感到烦恼	1	2	3	4
9．我的心跳比平时快	1	2	3	4
10．我无故感到疲劳	1	2	3	4
*11．我的头脑像往常一样清楚	4	3	2	1
*12．我做事情像平时 样不感到困难	4	3	2	1
13．我坐卧不安，难以保持平衡	1	2	3	4
*14．我对未来感到有希望	4	3	2	1
15．我比平时更容易被激怒	1	2	3	4
*16．我觉得决定什么事很容易	4	3	2	1
*17．我感到自己是有用的和不可缺少的人	4	3	2	1
*18．我的生活很有意义	4	3	2	1
19．假若我死了别人会过得更好	1	2	3	4
*20．我仍旧喜爱自己平时喜爱的东西	1	2	3	4

注：*需反向评分。

（二）使用方法

SDS按症状出现的频度进行评定，分为4个等级：从无或偶尔、有时、经常、总是如此。若为正向评分题，依次评分1、2、3、4分。反向评分题（上表中有*者），则评分4、3、2、1分。总分在20～80分。SDS评定的抑郁严重度指数按下列公式计算：抑郁严重度指数＝各条目累计分/80（最高总分）。指数范围为0.25～1.00，指数越高，抑郁程度越重。

九、ProCidano与Heller家庭支持量表

（一）ProCidano与Heller家庭支持量表（附表2-10）

附表2-10　ProCidano与Heller家庭支持量表

评定内容	是	否
1. 我的家人给予我所需要的精神支持		
2. 遇到棘手的事时，我的家人帮我出主意		
3. 我的家人愿意倾听我的想法		
4. 我的家人给予我情感支持		
5. 我与我的家人能开诚布公地沟通		
6. 我的家人分享我的爱好和兴趣		
7. 我的家人能时时察觉到我的需求		
8. 我的家人善于帮助我解决问题		
9. 我与家人感情深厚		

（二）使用方法

评分方法：是＝1分，否＝0分。总分越高，家庭支持度越高。

十、家庭关怀度指数问卷（APGAR）

家庭关怀度指数问卷（APGAR）评价家庭适应度（adaptation）、合作度（partnership）、成长度（growth）、情感度（affection）、亲密度（resolve）5个方面，因而又简称为“家庭APGAR问卷”。该问卷在国外广泛应用于临床研究和医疗服务中，用于筛选功能有障碍的家庭，进行适宜的家庭咨询和治疗。

（一）家庭关怀度指数问卷（附表2-11）

附表2-11　家庭关怀度指数问卷

维度	问题	经常这样（2分）	有时这样（1分）	几乎很少（0分）
适应度	1. 当我遭遇困难时，可以从家人处得到满意的帮助 补充说明：			
合作度	2. 我很满意家人与我讨论各种事情以及分担问题的方式 补充说明：			

续 表

维度	问题	经常这样（2分）	有时这样（1分）	几乎很少（0分）
成熟度	3．当我希望从事新的活动或发展时，家人都能接受且给予支持 补充说明：			
情感度	4．我很满意家人对我表达情感的方式以及对我的情绪（愤怒、悲伤、爱）的反应 补充说明：			
亲密度	5．我很满意家人与我共度时光的方式 补充说明：			

（二）使用方法

每个问题有3个答案可供选择："经常这样"得2分，"有时这样"得1分，"几乎很少"得0分。将5个问题得分相加为总分。总分7～10分表示家庭功能良好，4～6分表示家庭功能中度障碍，0～3分表示家庭功能严重障碍。

参考文献

[1] BESIKA A，SCHOOLER J W，VERPLANKEN B，et al. A relationship that makes life worth-living: levels of value orientation explain differences in meaning and life satisfaction [J]. Heliyon，2022，8（1）: e8802.

[2] HU X M，MAI X Q. Social value orientation modulates fairness processing during social decision-making: evidence from behavior and brain potentials [J]. Soc cogn Affect Neur，2021，16（7）: 670-682.

[3] LI J，ZHU L Q，GUMMELUM M，et al. The development of social value orientation across different contexts [J]. Int J Psychol，2013，48（4）: 469-480.

[4] KOBAYASHI E，KERBO H R，SHARP S F. Differences in individualistic and collectivistic tendencies among college students in Japan and the United States [J]. Int J Comp Sociol，2010，51（1-2）: 59-84.

[5] BALL R. Individualism，Collectivism，and Economic Development [J]. Ann Am Acad Polit SS，2001，573（1）: 57-84.

[6] 朱宝荣. 应用心理学 [M]. 北京：清华大学出版社，2009.

[7] 袁贵仁. 价值观的理论与实践 [M]. 北京：北京师范大学出版社，2013.

[8] 戴冰. 当代青年工作的价值导向研究 [M]. 上海：复旦大学出版社，2015.

[9] KRUGLANSKI A W，MOLINARIO E，JASKO K，et al. Significance-quest theory [J]. Perspect Psychol Sci，2022，17（4）: 1050-1071.

[10] BARDI A，SCHWARTZ S H. Values and behavior: strength and structure of relations [J]. Pers Soc Psychol Bull，2003，29（10）: 1207-1220.

[11] BOYATZIS R E，MURPHY A J，WHEELER J V. Philosophy as a missing link between values and behavior [J]. Psychol Rep，2000，86（1）: 47-64.

[12] 赫伯特·西蒙. 现代决策理论的基石 [M]. 杨砾，徐立，译. 北京：北

京经济学院出版社，1989.
[13] 林崇德．发展心理学［M］．北京：人民教育出版社，2009.
[14] 加缪．西西弗斯的神话［M］．闫正坤，赖丽薇，译．南京：江苏凤凰文艺出版社，2019.
[15] 维吉尼亚·萨提亚．萨提亚家庭治疗模式［M］．聂晶，译．北京：世界图书出版公司北京公司，2007.
[16] 戴维·迈尔斯．社会心理学［M］．侯玉波，乐国安，张智勇等，译．北京：人民邮电出版社，2016.
[17] 罗伯特·J·尤萨诺．心理动力学心理治疗简明指南［M］．曹晓鸥，译．北京：中国轻工业出版社，2018.
[18] GRIGOROIU-SERBANESCU M．Clinical validity of eysenck personality questionnaire（Junior）[J]．Neurol Psychiatr（Bucur），1983，21（1）：43-52.
[19] 李婕，肖计划．大学生的应付方式与精神健康的研究与思考［J］．中国行为医学科学，2001，10（6）：624-625.
[20] 王长虹，丛中．临床心理治疗学［M］．2版．北京：人民军医出版社，2012.
[21] Zhou J，Yu J E，Zhou Y Y，et al．Study of item text in the Chinese Symptom Checklist-90 [J]．Medicine（Baltimore），2021，100（11）：e24841.
[22] MAIER W，BULLER R，PHILIPP M，et al．The Hamilton Anxiety Scale：reliability，validity and sensitivity to change in anxiety and depressive disorders [J]．J Affect Disord，1988，14（1）：61.
[23] RAMOS B J，CORDERO V A．[Individual characteristics of each item of the Hamilton depression scale] [J]．Actas Luso Esp Neurol Psiquiatr Cienc Afines，1987，15（4）：215-221.
[24] GUELFI J D，DREYFUS J F，RUSCHEL S，et al．[Factorial structure of the Hamilton depression scale．I] [J]．Ann Med Psychol（Paris），1981，139（2）：199-214.
[25] 卡尔·荣格．荣格心理学［M］．张楠，译．南昌：江西美术出版社，2019.
[26] 卡尔·罗杰斯．个人形成论［M］．杨广学，尤娜，潘福勤，译．北京：中国人民大学出版社，2004.

[27] 克莱德·克拉克洪. 论人类学与古典学的关系 [M]. 吴银玲, 译. 北京: 北京大学出版社, 2013.
[28] SALVATO G, RICHTER F, SEDEÑO L, et al. Building the bodily self - awareness: Evidence for the convergence between interoceptive and exteroceptive information in a multilevel kernel density analysis study [J]. Hum Brain Mapp, 2020, 41 (2): 401-418.
[29] LOU H C. Self-awareness-an emerging field in neurobiology [J]. Acta Paediatr, 2015, 104 (2): 121-122.
[30] LAGE C A, WOLMARANS D W, MOGRABI D C. An evolutionary view of self-awareness [J]. Behav Processes, 2022, 194: 104543.
[31] BEUTLER L E, HARWOOD T M, KIMPARA S, et al. Coping Style [J]. J Clin Psychol, 2011, 67 (2): 176-183.
[32] ZOZULYA A A, GABAEVA M V, SOKOLOV O Y, et al. Personality, coping style, and constitutional neuroimmunology [J]. J Immunotoxicol, 2008, 5 (2): 221-225.
[33] 管健. 社会心理学 [M]. 天津: 南开大学出版社, 2011.
[34] SINIGAGLIA C, RIZZOLATTI G. Through the looking glass: self and others [J]. Conscious Cogn, 2011, 20 (1): 64-74.
[35] 乔治·赫伯特·米德. 心灵、自我和社会 [M]. 霍桂桓, 译. 北京: 北京联合出版公司, 2014.
[36] 工长虹, 付怡芳, 胡宪章. 认知-应对心理治疗方法的理论与人文关怀理念 [J]. 中国医学人文, 2019, 5 (05): 22-24.
[37] 胡宪章. 强迫症认知一应对治疗手册 [M]. 西安: 西安交通大学出版社, 2012.
[38] 林崇德. 心理学大辞典 (下卷) [M]. 上海: 上海教育出版社, 2003.
[39] SKJOTHAUG T, SMITH L, WENTZEL LARSEN T, et al. Antecedents of fathers' perception of child behavior at child age 12 months [J]. Infant Ment Health J, 2020, 41 (4): 495-516.
[40] DAVIDSON ARAD B, MCLEIGH J D, KATZ C. Perceived collective efficacy and parenting competence: the roles of quality of life and hope [J]. Fam Process, 2020, 59 (1): 273-287.
[41] SKELTON A E, MAULE J, FRANKLIN A. Infant color perception: insight into perceptual development [J]. Child Dev Perspect, 2022, 16 (2):

90-95.
［42］LITTLEWOOD K，SWANKE J R，STROZIER A，et al．Measuring social support among kinship caregivers：validity and reliability of the Family Support Scale［J］．Child Welfare，2012，91（6）：59-78.
［43］BELLON S J，DELGADO S A，LUNA D C J，et al．［Validity and reliability of the family Apgar family function test］［J］．Aten Primaria，1996，18（6）：289-296.
［44］SMILKSTEIN G，ASHWORTH C，MONTANO D．Validity and reliability of the family APGAR as a test of family function［J］．J Fam Pract，1982，15（2）：303-311.
［45］ZHANG H M，HAN T T，MA S D，et al．Association of child maltreatment and bullying victimization among Chinese adolescents：the mediating role of family function，resilience，and anxiety［J］．J Affect Disord，2022，299：12-21.
［46］LEPISTO S，ELLONEN N，HELMINEN M，et al．The family health，functioning，social support and child maltreatment risk of families expecting a baby［J］．J Clin Nurs，2017，26（15-16）：2439-2451.
［47］LI L，DENHOLM R，POWER C．Child maltreatment and household dysfunction：associations with pubertal development in a British birth cohort［J］．Int J Epidemiol，2014，43（4）：1163-1173.
［48］陆林，王高华．新型冠状病毒肺炎全民心理健康实例手册［M］．北京：北京大学医学出版社，2020.
［49］王长虹，高昶．突发应急事件公众心理应对指南［M］．北京：中华医学电子音像出版社，2021.
［50］艾伦·贝克，加里·埃默里，鲁斯·格林伯格．焦虑症和恐惧症［M］．张旭东，王爱娟，译．重庆：重庆大学出版社，2015.
［51］李占江．临床心理学［M］．北京：人民卫生出版社，2021.
［52］张亚林，曹玉萍．心理咨询与心理治疗技术操作规范［M］．北京：科学出版社，2014.
［53］MEISTER R，JANSEN A，BERGER M，et al．Psychotherapie depressiver störungen：verfahren，evidenz and perspektiven［J］．Nervenarzt，2018，89（3）：241-251.
［54］VALDES R F，PACHECO P B，BEDREGAL G P．［Cooccurrence of

autism spectrum disorder and gender dysphoria in childhood: analy sis of the personal identity from a psychodynamic perspective] [J]. Andes Pediatr, 2022, 93 (1) : 99-104.

[55] MENG H. [Psychoanalysis & psychodynamics] [J]. Praxis, 1958, 47(22): 535-536.

[56] 陆林. 沈渔邨精神病学 [M]. 北京：人民卫生出版社，2018.

[57] CARLUCCI S, CHYURLIA L, PRESNIAK M, et al. A group's level of defensive functioning affects individual outcomes in group psychodynamic-interpersonal psychotherapy [J]. Psychotherapy (Chic), 2022, 59 (1) : 57-62.

[58] SWARTZ H A, NOVICK D M. Psychotherapy in the digital age: what we can learn from interpersonal psychotherapy [J]. Am J Psychother, 2020, 73 (1) : 15-21.

[59] GUNLICKS-STOESSEL M L, VIDAIR H B. Global advances in interpersonal psychotherapy research: highlights from the biennial meeting of the International Society for Interpersonal Psychotherapy [J]. Depress Anxiety, 2009, 26 (10) : 875-877.

[60] WEISSMAN M M. Interpersonal psychotherapy: history and future [J]. psychotherapy, 2020, 73 (1) : 3.

[61] MARKOWITZ J C, MILROD B, LUYTEN P, et al. Mentalizing in interpersonal psychotherapy [J]. Am J Psychother, 2019, 72 (4) : 95.

[62] 赵旭东. 医学心理学 [M]. 北京：人民卫生出版社，2020.

[63] ZHANG Q, WANG Z, WANG X Q, et al. The effects of different stages of mindfulness meditation training on emotion regulation [J]. Front Hum Neurosci, 2019, 13: 208.

[64] OMIDI A, MOHAMMADKHANI P, MOHAMMADI A, et al. Comparing mindfulness based cognitive therapy and traditional cognitive behavior therapy with treatments as usual on reduction of major depressive disorder symptoms [J]. Iran Red Crescent Med J, 2013, 15 (2) : 142-146.

[65] RAJ S, SACHDEVA S A, JHA R, et al. Effectiveness of mindfulness based cognitive behavior therapy on life satisfaction, and life orientation of adolescents with depression and suicidal ideation [J]. Asian J Psychiatr,

2019，39：58-62.
[66] JASTRZEBSKA J，BLAZEK M．Questioning gender and sexual identity in the context of self-concept clarity，sense of coherence and value system [J]. Int J Environ Res Public Health，2022，19（17）：435-461.
[67] KOZUNOV V V，WEST T O，NIKOLAEVA A Y，et al．Object recognition is enabled by an experience-dependent appraisal of visual features in the brain's value system [J]. Neuroimage，2020，221：117143.
[68] FALK J，EICHLER E，WINDT K，et al．Collective patterns and stable misunderstandings in networks striving for consensus without a common value system [J]. Sci Rep，2022，12（1）：3028.
[69] 张彦．当代西方价值排序理论的范式演进_爱思想 [EB/OL]. [2022/11/26]. https：//www.aisixiang.com/data/94917.html.
[70] 张文显．法理学 [M]. 北京：高等教育出版社，北京大学出版社，2011.
[71] 贺来．边界意识和人的解放 [M]. 上海：上海人民出版社，2007.
[72] 赖宇凡．边界意识 [M]. 北京：北京联合出版公司，2018.
[73] 亨利·克劳德．过犹不及 [M]. 蔡岱安，译．成都：四川大学出版社，2003.